高职高专临床医学类专业"岗、课、赛、证"融媒体系列教材

儿科学实践技能指导

ERKEXUE SHIJIAN JINENG ZHIDAO

主　编　林华伟　马　燕
副主编　石文娜　刘　丽　李　霞
编　委（按姓名拼音排序）
　　　　陈　艺（山东医学高等专科学校）
　　　　杜彦辉（山东省立第三医院）
　　　　李　霞（山东医学高等专科学校）
　　　　林华伟（山东医学高等专科学校）
　　　　刘　丽（山东医学高等专科学校）
　　　　马　燕（山东省立第三医院）
　　　　石文娜（山东医学高等专科学校）
　　　　宋惠霄（山东医学高等专科学校）
　　　　张倩倩（山东医学高等专科学校）
　　　　张　政（山东医学高等专科学校）

西安交通大学出版社
XI'AN JIAOTONG UNIVERSITY PRESS
国家一级出版社
全国百佳图书出版单位

图书在版编目(CIP)数据

儿科学实践技能指导/林华伟,马燕主编.—西安:西安交通大学出版社,2023.2
ISBN 978-7-5693-2993-3

Ⅰ.①儿… Ⅱ.①林…②马… Ⅲ.①儿科学—高等职业教育—教材 Ⅳ.①R72

中国版本图书馆 CIP 数据核字(2022)第 242024 号

书　　名	儿科学实践技能指导
主　　编	林华伟　马　燕
责任编辑	张沛烨
责任校对	郭泉泉
出版发行	西安交通大学出版社 (西安市兴庆南路 1 号　邮政编码 710048)
网　　址	http://www.xjtupress.com
电　　话	(029)82668357　82667874(市场营销中心) (029)82668315(总编办)
传　　真	(029)82668280
印　　刷	西安五星印刷有限公司
开　　本	787mm×1092mm　1/16　印张　8.25　字数　153 千字
版次印次	2023 年 2 月第 1 版　2023 年 2 月第 1 次印刷
书　　号	ISBN 978-7-5693-2993-3
定　　价	49.80 元

如发现印装质量问题,请与本社市场营销中心联系。
订购热线:(029)82665248　(029)82667874
投稿热线:(029)82668803　(029)82668805

版权所有　侵权必究

前 言

儿科学实践技能训练是儿科教学的重要内容。本教材编写通过对标准化患者进行问诊、查体和资料分析,强化临床医学学生对儿科学基础知识的掌握,提升学生知识的综合应用能力,帮助学生培养和建立正确的临床诊疗思维,提高诊断分析能力和临床思维能力。

根据教育部提出的"大力推行工学结合、突出实践能力、改革人才培养模式"等要求,本教材编写以基层工作岗位胜任力为目标,以高等职业学校临床医学专业教学标准为导向,以助理执业资格考试要求为依据,采用了新型活页式+配套信息化资源的形式,引入典型案例,将儿科学实训课程内容项目化、模块化、任务化、情境化,以最小的完整颗粒承载最基本的单元任务,适应项目引领、任务驱动、情境模拟的"教、学、做一体化"模式。遵循教育部关于《高等学校课程思政建设指导纲要》的要求,本教材在编写过程中紧扣课程思政教育教学改革精神,融入"课程思政"元素,旨在加强爱国主义教育,培养学生的专业素质和职业道德。

本教材适用于三年制高职高专临床医学专业学生,可为实训带教老师提供参考资料,对于医学影像技术、康复治疗技术等专业的学生也有借鉴作用。

本教材在编写过程中得到了学校领导及相关医院专家的关心与支持,全体编写人员以高度负责、认真严谨的态度完成了编写任务,在此向他们及所有关心、支持本教材的人们一并表示最真诚的谢意。

由于编者水平有限、时间仓促,因此书中难免存在疏漏与不足,恳请广大师生和读者批评指正,以便再版时修改、完善。

编者

2022 年 12 月

目录 CONTENTS

上篇　任务案例实践

项目一　儿童保健 ………………………………………………………………… 3
项目二　营养及营养障碍性疾病 ………………………………………………… 19
项目三　新生儿窒息复苏 ………………………………………………………… 27
项目四　感染性疾病 ……………………………………………………………… 33
项目五　呼吸系统疾病 …………………………………………………………… 42
项目六　消化系统疾病 …………………………………………………………… 48
项目七　心血管系统疾病 ………………………………………………………… 55
项目八　血液系统疾病 …………………………………………………………… 61
项目九　泌尿系统疾病 …………………………………………………………… 66
项目十　神经系统疾病 …………………………………………………………… 71
项目十一　心跳、呼吸骤停 ……………………………………………………… 76

下篇　任务解析与指导

项目一　儿童保健任务解析与指导 ……………………………………………… 89
项目二　营养及营养障碍性疾病任务解析与指导 ……………………………… 91
项目三　新生儿窒息复苏任务解析与指导 ……………………………………… 96
项目四　感染性疾病任务解析与指导 …………………………………………… 97

项目五　呼吸系统疾病任务解析与指导……………………………………… 102
项目六　消化系统疾病任务解析与指导……………………………………… 107
项目七　心血管系统疾病任务解析与指导…………………………………… 112
项目八　血液系统疾病任务解析与指导……………………………………… 116
项目九　泌尿系统疾病任务解析与指导……………………………………… 119
项目十　神经系统疾病任务解析与指导……………………………………… 121
项目十一　心跳、呼吸骤停任务解析与指导………………………………… 124
参考文献………………………………………………………………………… 125

上篇
任务案例实践

十二章

士多葛派之哲學

项目一 儿童保健

 实训目标

知识目标	1. 掌握儿童体格测量的主要指标(体重、身高、头围)及儿童体重、身高(身长)、头围测量的操作技能 2. 熟悉各年龄期儿童的保健重点和具体措施 3. 了解儿童体格评价方法
能力目标	1. 能熟练使用测量工具,对儿童生长发育进行评价 2. 能指导家长给儿童进行定期查体,对不同年龄阶段儿童给予健康指导
素质目标	1. 发扬对儿童细心、耐心与爱心的关爱精神 2. 树立全新全意为儿童服务的良好医德医风

 实训方法

1. 由1名学生模拟儿童家长,其余学生分组逐步展开讨论。
2. 教师对儿童体格测量步骤及注意事项进行讲解。
3. 教师进行体格测量操作的实训演示。
4. 每2名学生为一组,按教师规定的实训步骤利用儿童模型进行操作,由1名学生为主要操作者,另1名学生配合并注意观察主要操作者的动作是否规范。
5. 教师针对学生讨论及操作结果进行讲评、总结。

 实训准备

实训室、儿童模型、标准化儿童家长(提前培训)、笔、记录本、卧式婴幼儿体重-身高测量床、儿童体重-身高测量仪。

实训内容

任务一：体格生长常用指标测量。

一、称量体重

体重是衡量人体格生长情况的重要指标，是身体各器官、骨骼、肌肉、脂肪等组织及体液重量的总和，是反映儿童近期营养状况和评价生长发育的重要指标，也是最易获得的体格发育的灵敏指标。

常用的儿童体重秤分为卧式婴幼儿体重-身高测量床（见图1-1）和儿童体重-身高测量仪（见图1-2）。

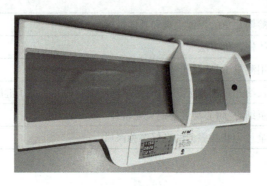

图1-1 卧式婴幼儿体重-身高测量床

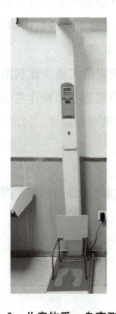

图1-2 儿童体重-身高测量仪

对婴儿进行体重测量时应注意事项以下事项。

婴幼儿应在称量前排空大小便,脱去外衣、鞋、帽,裸体或者仅穿内衣,或者设法减去衣物的重量。使用卧式婴幼儿体重-身高测量床时,婴儿取卧位(见图1-3)。使用儿童体重-身高测量仪时儿童取坐位或者轻轻地站在踏板适中的位置(见图1-4)。称量时,婴幼儿应两手自然下垂,不可摇动或者接触其他物体,以免影响称量准确性。称量读数以"千克(kg)"为单位。记录称量结果时,应保留小数点后两位。同时还应记录婴幼儿称量时的表现,如婴儿晃动、哭闹与否。冬季称量婴幼儿童体重时,应注意保持室内温度。

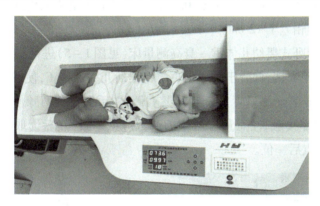

图1-3 测量婴儿体重

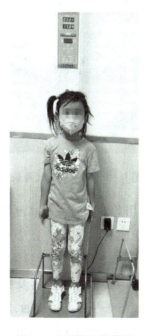

图1-4 测量儿童体重

结果记录

项目	结果
体重/kg	

二、测量身高(身长)

身高指头部、脊柱与下肢长度的总和。对3岁以下儿童多采用仰卧位测量,称为身长,其与立位测量值相差1~2 cm。

测量身长时,用卧式婴幼儿体重-身高测量床(见图1-5)进行测量。脱去婴幼儿鞋帽、衣袜,使其仅着单衣裤,仰卧于量床中央。将婴幼儿头部扶正,使其头顶接触顶板,两耳保持在同一水平位置。测量者立于婴幼儿右侧,左手握住其两膝使腿伸直,右手移动足板使之与双脚跟部接触,注意量床两侧的读数应该一致,然后读取数值,单位为厘米(cm),精确到小数点后一位。

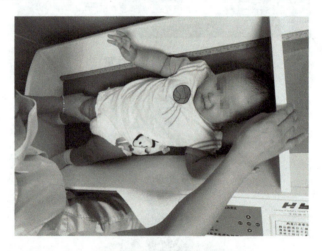

图1-5 测量婴幼儿身长

测量身高时,3岁以上儿童使用儿童体重-身高测量仪进行测量。测量前儿童应脱去衣帽、鞋袜,着单衣。嘱儿童站于模板台上,取立正姿势,头不能上仰或低垂,两眼平视正前方,胸部稍挺起,腹部微收,两臂自然下垂置于身体两侧,手指并拢,脚跟靠拢,脚尖分开约60°,背靠身高计立柱站立,不能屈膝,使双肩及头部均接触到立柱。测量者手扶滑板,使之轻轻向下滑动,直到板底与头颅顶点相接触,此时再观察被测者的站姿是否正确,待校正符合要求后读取滑测板底面立柱上所示数值,即为身高(见图1-6),单位为厘米(cm),精确到小数点后一位。

项目一 儿童保健

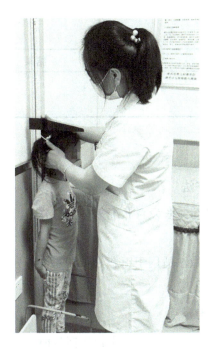

图1-6 测量儿童身高

结果记录

项目	结果
身长或身高/cm	

三、测量头围

头围是自眉弓上缘经枕骨结节绕头一周的最大长度,反映脑和颅骨的发育情况。

测量头围时,小儿取坐位或仰卧位,测量者站于小儿的右前方,用左手拇指将软尺的零刻度固定于小儿的额部与眉嵴之间,经过枕结节(脑后面最突出点)再绕回原点,所得数值即为头围值,单位为厘米(cm),记录时应保留小数点后一位。测试时要注意软尺应紧贴着头皮,并要左右对称。如果小儿头发长,应该先将头发沿着软尺分开,然后再进行测量(见图1-7)。

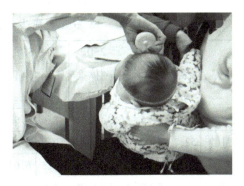

图1-7 测量头围

结果记录

项目	结果
头围/cm	

四、体格指标的评价

(一)资料分析与表示方法

(1)均值离差法:正常儿童生长发育状况多呈正态分布,常采用均值离差法衡量其体格生长水平。

(2)百分位数法:百分位数法适用于正态分布和非正态分布资料,常分为第3、10、25、50、75、90、97百分位数。

(二)体格生长评价的内容

(1)生长水平:某一年龄点测量的体格生长指标数值与参考人群相比较,得到该儿童在同年龄、同性别人群中所处的位置。

(2)生长速度:对某一体格生长指标定期测量,将获得的生长值与参考人群相比较,得到该儿童该项指标的生长速度。

(3)匀称度:采用多项生长指标对儿童青少年进行综合评价,反映其体型和身材的匀称度。

0~18岁儿童青少年身高、体重标准差单位数值表(男)见表1-1。

0~18岁儿童青少年身高、体重标准差单位数值表(女)见表1-2。

0~18岁儿童青少年身高、体重百分位数值表(男)见表1-3。

0~18岁儿童青少年身高、体重百分位数值表(女)见表1-4。

表1-1 0~18岁儿童青少年身高、体重标准差单位数值表(男)

年龄	-3SD		-2SD		-1SD		中位数		+1SD		+2SD		+3SD	
	身高/cm	体重/kg	身高/cm	体重/kg	身高/cm	体重/kg	身高/cm	体重/kg	身高/cm	体重/kg	身高/cm	体重/kg	身高/cm	体重/kg
出生	45.2	2.26	46.9	2.58	48.6	2.93	50.4	3.32	52.2	3.73	54.0	4.18	55.8	4.66
2月龄	52.2	3.94	54.3	4.47	56.5	5.05	58.7	5.68	61.0	6.38	63.3	7.14	65.7	7.97
4月龄	57.9	5.25	60.1	5.91	62.3	6.64	64.6	7.45	66.9	8.34	69.3	9.32	71.7	10.39
6月龄	61.4	5.97	63.7	6.70	66.0	7.51	68.4	8.41	70.8	9.41	73.3	10.50	75.8	11.72
9月龄	65.2	6.67	67.7	7.46	70.1	8.35	72.6	9.33	75.2	10.42	77.8	11.64	80.5	12.99

续表

年龄	−3SD 身高/cm	−3SD 体重/kg	−2SD 身高/cm	−2SD 体重/kg	−1SD 身高/cm	−1SD 体重/kg	中位数 身高/cm	中位数 体重/kg	+1SD 身高/cm	+1SD 体重/kg	+2SD 身高/cm	+2SD 体重/kg	+3SD 身高/cm	+3SD 体重/kg
12月龄	68.6	7.21	71.2	8.06	73.8	9.00	76.5	10.05	79.3	11.23	82.1	12.54	85.0	14.00
15月龄	71.2	7.68	74.0	8.57	76.9	9.57	79.8	10.68	82.8	11.93	85.8	13.32	88.9	14.88
18月龄	73.6	8.13	76.6	9.07	79.6	10.12	82.7	11.29	85.8	12.61	89.1	14.09	92.4	15.75
21月龄	76.0	8.61	79.1	9.59	82.3	10.69	85.6	11.93	89.0	13.33	92.4	14.90	95.9	16.66
2岁	78.3	9.06	81.6	10.09	85.1	11.24	88.5	12.54	92.1	14.01	95.8	15.67	99.5	17.54
2.5岁	82.4	9.86	85.9	10.97	89.6	12.22	93.3	13.64	97.1	15.24	101.0	17.06	105.0	19.13
3岁	85.6	10.61	89.3	11.79	93.0	13.13	96.8	14.65	100.7	16.39	104.6	18.37	108.7	20.64
3.5岁	89.3	11.31	93.0	12.57	96.7	14.00	100.6	15.63	104.5	17.50	108.6	19.65	112.7	22.13
4岁	92.5	12.01	96.3	13.35	100.2	14.88	104.1	16.64	108.2	18.67	112.3	21.01	116.5	23.73
4.5岁	95.6	12.74	99.5	14.18	103.6	15.84	107.7	17.75	111.9	19.98	116.2	22.57	120.6	25.61
5岁	98.7	13.50	102.8	15.06	107.0	16.87	111.3	18.98	115.7	21.46	120.1	24.38	124.7	27.85
5.5岁	101.6	14.18	105.9	15.87	110.2	17.85	114.7	20.18	119.2	22.94	123.8	26.24	128.6	30.22
6岁	104.1	14.74	108.6	16.56	113.1	18.71	117.7	21.26	122.4	24.32	127.2	28.03	132.1	32.57
6.5岁	106.5	15.30	111.1	17.27	115.8	19.62	120.7	22.45	125.6	25.89	130.5	30.13	135.6	35.41
7岁	109.2	16.01	114.0	18.20	119.0	20.83	124.0	24.06	129.1	28.05	134.3	33.08	139.6	39.50
7.5岁	111.8	16.70	116.8	19.11	121.9	22.06	127.1	25.72	132.4	30.33	137.8	36.24	143.4	43.99
8岁	114.1	17.33	119.3	19.97	124.6	23.23	130.0	27.33	135.5	32.57	141.1	39.41	146.8	48.57
8.5岁	116.2	17.93	121.6	20.79	127.1	24.37	132.7	28.91	138.4	34.78	144.2	42.54	150.1	53.08
9岁	118.3	18.53	123.9	21.62	129.6	25.50	135.4	30.46	141.2	36.92	147.2	45.52	153.3	57.30
9.5岁	120.3	19.17	126.0	22.50	131.9	26.70	137.9	32.09	144.0	39.12	150.1	48.51	156.4	61.37
10岁	122.0	19.81	127.9	23.40	134.0	27.93	140.2	33.74	146.4	41.31	152.7	51.38	159.2	65.08
10.5岁	123.8	20.55	130.0	24.43	136.3	29.33	142.6	35.58	149.1	43.69	155.7	54.37	162.3	68.71
11岁	125.7	21.41	132.1	25.64	138.7	30.95	145.3	37.69	152.1	46.33	158.9	57.58	165.8	72.39
11.5岁	127.7	22.35	134.5	26.96	141.4	32.73	148.2	39.98	155.4	49.19	162.6	60.96	169.8	76.17
12岁	130.0	23.37	137.2	28.41	144.6	34.67	151.9	42.49	159.4	52.31	166.9	64.68	174.5	80.35
12.5岁	132.6	24.55	140.2	30.01	147.9	36.76	155.6	45.13	163.3	55.54	171.1	68.51	178.9	84.72
13岁	136.3	26.21	144.0	32.04	151.8	39.22	159.5	48.08	167.3	59.04	175.1	72.60	183.0	89.42
13.5岁	140.3	28.16	147.9	34.22	155.4	41.67	163.0	50.85	170.5	62.16	178.1	76.16	185.7	93.50
14岁	144.3	30.40	151.5	36.54	158.7	44.08	165.9	53.37	173.1	64.84	180.2	79.07	187.4	96.80
14.5岁	147.6	32.59	154.5	38.71	161.3	46.20	168.2	55.43	175.0	66.86	181.8	81.11	188.5	99.00

续表

年龄	-3SD 身高/cm	-3SD 体重/kg	-2SD 身高/cm	-2SD 体重/kg	-1SD 身高/cm	-1SD 体重/kg	中位数 身高/cm	中位数 体重/kg	+1SD 身高/cm	+1SD 体重/kg	+2SD 身高/cm	+2SD 体重/kg	+3SD 身高/cm	+3SD 体重/kg
15 岁	150.1	34.59	156.7	40.63	163.3	48.00	169.8	57.08	176.3	68.35	182.8	82.45	189.3	100.29
15.5 岁	151.9	36.33	158.3	42.26	164.7	49.49	171.0	58.39	177.3	69.44	183.6	83.32	189.8	100.96
16 岁	152.9	37.67	159.1	43.51	165.4	50.62	171.6	59.35	177.8	70.20	184.0	83.85	190.1	101.25
16.5 岁	153.5	38.77	159.7	44.54	165.9	51.53	172.1	60.12	178.2	70.79	184.3	84.21	190.4	101.36
17 岁	154.0	39.58	160.1	45.28	166.3	52.20	172.3	60.68	178.4	71.20	184.5	84.45	190.5	101.39
18 岁	154.4	40.65	160.5	46.27	166.6	53.08	172.7	61.40	178.7	71.73	184.7	84.72	190.6	101.36

表1-2 0~18岁儿童青少年身高、体重标准差单位数值表(女)

年龄	-3SD 身高/cm	-3SD 体重/kg	-2SD 身高/cm	-2SD 体重/kg	-1SD 身高/cm	-1SD 体重/kg	中位数 身高/cm	中位数 体重/kg	+1SD 身高/cm	+1SD 体重/kg	+2SD 身高/cm	+2SD 体重/kg	+3SD 身高/cm	+3SD 体重/kg
出生	44.7	2.26	46.4	2.54	48.0	2.85	49.7	3.21	51.4	3.63	53.2	4.10	55.0	4.65
2 月龄	51.1	3.72	53.2	4.15	55.3	4.65	57.4	5.21	59.6	5.86	61.8	6.60	64.1	7.46
4 月龄	56.7	4.93	58.8	5.48	61.0	6.11	63.1	6.83	65.4	7.65	67.7	8.59	70.0	9.66
6 月龄	60.1	5.64	62.3	6.26	64.5	6.96	66.8	7.77	69.1	8.68	71.5	9.73	74.0	10.93
9 月龄	63.7	6.34	66.1	7.03	68.5	7.81	71.0	8.69	73.6	9.70	76.2	10.86	78.9	12.18
12 月龄	67.2	6.87	69.7	7.61	72.3	8.45	75.0	9.40	77.7	10.48	80.5	11.73	83.4	13.15
15 月龄	70.2	7.34	72.9	8.12	75.6	9.01	78.5	10.02	81.4	11.18	84.3	12.50	87.4	14.02
18 月龄	72.8	7.79	75.6	8.63	78.5	9.57	81.5	10.65	84.7	11.88	87.7	13.29	91.0	14.90
21 月龄	75.1	8.26	78.1	9.15	81.2	10.15	84.4	11.30	87.7	12.61	91.1	14.12	94.5	15.85
2 岁	77.3	8.70	80.5	9.64	83.8	10.70	87.2	11.92	90.7	13.31	94.3	14.92	98.0	16.77
2.5 岁	81.4	9.48	84.8	10.52	88.4	11.70	92.1	11.92	90.7	14.60	99.8	16.39	103.8	18.47
3 岁	84.7	10.23	88.2	11.36	91.8	12.65	95.6	13.05	95.9	15.83	103.4	17.81	107.4	20.10
3.5 岁	88.4	10.95	91.9	12.16	95.6	13.55	99.4	14.13	99.4	17.01	107.2	19.17	111.3	21.69
4 岁	91.7	11.62	95.4	12.93	99.2	14.44	103.1	15.16	103.3	18.19	111.1	20.54	115.3	23.30
4.5 岁	94.8	12.30	98.7	13.71	102.7	15.33	106.7	16.17	107.0	19.42	115.2	22.00	119.5	25.04
5 岁	97.8	12.93	101.8	14.44	106.0	16.20	110.2	17.22	110.9	20.66	118.9	23.50	123.4	26.87
5.5 岁	100.7	13.54	104.9	15.18	109.2	17.09	113.5	19.33	118.0	21.98	122.6	25.12	127.2	28.89
6 岁	103.2	14.11	107.6	15.87	112.0	17.94	116.6	20.37	121.2	23.27	126.0	26.74	130.8	30.94
6.5 岁	105.5	14.66	110.1	16.55	114.7	18.78	119.4	21.44	124.3	24.61	129.2	28.46	134.2	33.14

续表

年龄	-3SD 身高/cm	-3SD 体重/kg	-2SD 身高/cm	-2SD 体重/kg	-1SD 身高/cm	-1SD 体重/kg	中位数 身高/cm	中位数 体重/kg	+1SD 身高/cm	+1SD 体重/kg	+2SD 身高/cm	+2SD 体重/kg	+3SD 身高/cm	+3SD 体重/kg
7岁	108.0	15.27	112.7	17.31	117.6	19.74	122.5	22.64	127.6	26.16	132.7	30.45	137.9	35.75
7.5岁	110.4	15.89	115.4	18.10	120.4	20.74	125.6	23.93	130.8	27.83	136.1	32.64	141.5	38.65
8岁	112.7	16.51	117.9	18.88	123.1	21.75	128.5	25.25	133.9	29.56	139.4	34.94	144.9	41.74
8.5岁	115.0	17.14	120.3	19.71	125.8	22.83	131.3	26.67	136.9	31.45	142.6	37.49	148.4	45.24
9岁	117.0	17.79	122.6	20.56	128.3	23.96	134.1	28.19	139.9	33.51	145.8	40.32	151.8	49.19
9.5岁	119.1	18.49	125.0	21.49	131.0	25.21	137.0	29.87	143.1	35.82	149.2	43.54	155.4	53.77
10岁	121.5	19.29	127.6	22.54	133.8	26.60	140.1	31.76	146.4	38.41	152.8	47.15	159.2	58.92
10.5岁	123.9	20.23	130.3	23.74	136.8	28.16	143.3	33.80	149.8	41.15	156.5	50.92	163.0	64.24
11岁	126.9	21.46	133.4	25.23	140.0	29.99	146.6	36.10	153.3	44.09	160.0	54.78	166.7	69.27
11.5岁	129.9	22.89	136.5	26.89	143.1	31.93	149.7	38.40	156.3	46.87	162.9	58.21	169.6	72.80
12岁	133.0	24.58	139.5	28.77	145.9	34.04	152.4	40.77	158.8	49.54	165.3	61.22	171.8	75.32
12.5岁	135.9	26.32	142.1	30.64	148.4	36.04	154.6	42.89	160.8	51.75	167.1	63.44	173.3	77.05
13岁	138.2	28.11	144.2	32.50	150.3	37.94	156.3	44.79	162.3	53.55	168.3	64.99	174.3	78.17
13.5岁	140.1	29.81	146.0	34.23	151.8	39.66	157.6	46.42	163.4	54.99	169.2	66.03	175.0	78.87
14岁	141.5	31.38	147.2	35.80	152.9	41.18	158.6	47.83	164.3	56.16	169.9	66.77	175.5	79.27
14.5岁	142.6	32.73	148.2	37.13	153.8	42.45	159.4	48.97	164.9	57.06	170.4	67.28	175.9	79.48
15岁	143.3	33.78	148.8	38.16	154.3	43.42	159.8	49.82	165.3	57.72	170.8	67.61	176.2	79.60
15.5岁	143.7	34.59	149.2	38.94	154.7	44.15	160.1	50.45	165.6	58.19	171.1	67.82	176.4	79.68
16岁	143.7	35.06	149.2	39.39	154.7	44.56	160.1	50.81	165.5	58.45	171.0	67.93	176.4	79.77
16.5岁	143.8	35.40	149.3	39.72	154.7	44.87	160.2	51.07	165.6	58.64	171.1	68.00	176.4	79.86
17岁	144.0	35.57	149.5	39.88	154.9	45.01	160.3	51.20	165.7	58.73	171.0	68.04	176.5	79.95
18岁	144.4	35.85	149.8	40.15	155.2	45.26	160.6	51.40	165.9	58.88	171.3	68.10	176.6	79.90

表1-3 0~18岁儿童青少年身高、体重百分位数值表(男)

年龄	3rd 身高/cm	3rd 体重/kg	10th 身高/cm	10th 体重/kg	25th 身高/cm	25th 体重/kg	50th 身高/cm	50th 体重/kg	75th 身高/cm	75th 体重/kg	90th 身高/cm	90th 体重/kg	97th 身高/cm	97th 体重/kg
出生	47.1	2.62	48.1	2.83	49.2	3.06	50.4	3.32	51.6	3.59	52.7	3.85	53.8	4.12
2月龄	54.6	4.53	55.9	4.88	57.2	5.25	58.7	5.68	60.3	6.15	61.7	6.59	63.0	7.05
4月龄	60.3	5.99	61.7	6.43	63.0	6.90	64.6	7.45	66.2	8.04	67.6	8.61	69.0	9.20

续表

年龄	3rd 身高/cm	3rd 体重/kg	10th 身高/cm	10th 体重/kg	25th 身高/cm	25th 体重/kg	50th 身高/cm	50th 体重/kg	75th 身高/cm	75th 体重/kg	90th 身高/cm	90th 体重/kg	97th 身高/cm	97th 体重/kg
6月龄	64.0	6.80	65.4	7.28	66.8	7.80	68.4	8.41	70.0	9.07	71.5	9.70	73.0	10.37
9月龄	67.9	7.56	69.4	8.09	70.9	8.66	72.6	9.33	74.4	10.06	75.9	10.75	77.5	11.49
12月龄	71.5	8.16	73.1	8.72	74.7	9.33	76.5	10.05	78.4	10.83	80.1	11.58	81.8	12.37
15月龄	74.4	8.68	76.1	9.27	77.8	9.91	79.8	10.68	81.8	11.51	83.6	12.30	85.4	13.15
18月龄	76.9	9.19	78.7	9.81	80.6	10.48	82.7	11.29	84.8	12.16	86.7	13.01	88.7	13.90
21月龄	79.5	9.71	81.4	10.37	83.4	11.08	85.6	11.93	87.9	12.86	90.0	13.75	92.0	14.70
2岁	82.1	10.22	84.1	10.90	86.2	11.65	88.5	12.54	90.9	13.51	93.1	14.46	95.3	15.46
2.5岁	86.4	11.11	88.6	11.85	90.8	12.66	93.3	13.64	95.9	14.70	98.2	15.73	100.5	16.83
3岁	89.7	11.94	91.9	12.74	94.2	13.61	96.8	14.65	99.4	15.80	101.8	16.92	104.1	18.12
3.5岁	93.4	12.73	95.7	13.58	98.0	14.51	100.6	15.63	103.2	16.86	105.7	18.08	108.1	19.38
4岁	96.7	13.52	99.1	14.43	101.4	15.43	104.1	16.64	106.9	17.98	109.3	19.29	111.8	20.71
4.5岁	100.0	14.37	102.4	15.35	104.9	16.43	107.7	17.75	110.5	19.22	113.1	20.67	115.7	22.24
5岁	103.3	15.26	105.8	16.33	108.4	17.52	111.3	18.98	114.2	20.61	116.9	22.23	119.6	24.00
5.5岁	106.4	16.09	109.0	17.26	111.7	18.56	114.7	20.18	117.7	21.98	120.5	23.81	123.3	25.81
6岁	109.1	16.80	111.8	18.06	114.6	19.49	117.7	21.26	120.9	23.26	123.7	25.29	126.6	27.55
6.5岁	111.7	17.53	114.5	18.92	117.4	20.49	120.7	22.45	123.9	24.70	126.9	27.00	129.9	29.57
7岁	114.6	18.48	117.6	20.04	120.6	21.81	124.0	24.06	127.4	26.66	130.5	29.35	133.7	32.41
7.5岁	117.4	19.43	120.5	21.17	123.6	23.16	127.1	25.72	130.7	28.70	133.9	31.84	137.2	35.45
8岁	119.9	20.32	123.1	22.24	126.3	24.46	130.0	27.33	133.7	30.71	137.1	34.31	140.4	38.49
8.5岁	122.3	21.18	125.6	23.28	129.0	25.73	132.7	28.91	136.6	32.69	140.1	36.74	143.6	41.49
9岁	124.6	22.04	128.0	24.31	131.4	26.98	135.4	30.46	139.3	34.61	142.9	39.08	146.5	44.35
9.5岁	126.7	22.95	130.3	25.42	133.9	28.31	137.9	32.09	142.0	36.61	145.7	41.49	149.4	47.24
10岁	128.7	23.89	132.3	26.55	136.0	29.66	140.2	33.74	144.4	38.61	148.2	43.85	152.0	50.01
10.5岁	130.7	24.96	134.5	27.83	138.3	31.20	142.6	35.58	147.0	40.81	150.9	46.40	154.9	52.93
11岁	132.9	26.21	136.8	29.33	140.8	32.97	145.3	37.69	149.9	43.27	154.0	49.20	158.1	56.07
11.5岁	135.3	27.59	139.5	30.97	143.7	34.91	148.4	39.98	153.1	45.94	157.4	52.21	161.7	59.40
12岁	138.1	29.09	142.5	32.77	147.0	37.03	151.9	42.49	157.0	48.86	161.5	55.50	166.0	63.04
12.5岁	141.1	30.74	145.7	34.71	150.4	39.29	155.6	45.13	160.8	51.89	165.5	58.90	170.2	66.81
13岁	145.0	32.82	149.6	37.04	154.3	41.90	159.5	48.08	164.8	55.21	169.5	62.57	174.2	70.83
13.5岁	148.8	35.03	153.3	39.42	157.9	44.45	163.0	50.85	168.1	58.21	172.7	65.80	177.2	74.33

续表

年龄	3rd		10th		25th		50th		75th		90th		97th	
	身高/cm	体重/kg	身高/cm	体重/kg	身高/cm	体重/kg	身高/cm	体重/kg	身高/cm	体重/kg	身高/cm	体重/kg	身高/cm	体重/kg
14岁	152.3	37.36	156.7	41.80	161.0	46.90	165.9	53.37	170.7	60.83	175.1	68.53	179.4	77.20
14.5岁	155.3	39.53	159.4	43.94	163.6	49.00	168.2	55.43	172.8	62.86	176.9	70.55	181.0	79.24
15岁	157.5	41.43	161.4	45.77	165.4	50.75	169.8	57.08	174.2	64.40	178.2	72.00	182.0	80.60
15.5岁	159.1	43.05	162.9	47.31	166.7	52.19	171.0	58.39	175.2	65.57	179.1	73.03	182.8	81.49
16岁	159.9	44.28	163.6	48.47	167.4	53.26	171.6	59.35	175.8	66.40	179.5	73.73	183.2	82.05
16.5岁	160.5	45.30	164.2	49.42	167.9	54.13	172.1	60.12	176.2	67.05	179.9	74.25	183.5	82.44
17岁	160.9	46.04	164.5	50.11	168.2	54.77	172.3	60.68	176.4	67.51	180.1	74.62	183.7	82.70
18岁	161.3	47.01	164.9	51.02	168.6	55.60	172.7	61.40	176.7	68.11	180.4	75.08	183.9	83.00

表1-4 0~18岁儿童青少年身高、体重百分位数值表(女)

年龄	3rd		10th		25th		50th		75th		90th		97th	
	身高/cm	体重/kg	身高/cm	体重/kg	身高/cm	体重/kg	身高/cm	体重/kg	身高/cm	体重/kg	身高/cm	体重/kg	身高/cm	体重/kg
出生	46.6	2.57	47.5	2.76	48.6	2.96	49.7	3.21	50.9	3.49	51.9	3.75	53.0	4.04
2月龄	53.4	4.21	54.7	4.50	56.0	4.82	57.4	5.21	58.9	5.64	60.2	6.06	61.6	6.51
4月龄	59.1	5.55	60.3	5.93	61.7	6.34	63.1	6.83	64.6	7.37	66.0	7.90	67.4	8.47
6月龄	62.5	6.34	63.9	6.76	65.2	7.21	66.8	7.77	68.4	8.37	69.8	8.96	71.2	9.59
9月龄	66.4	7.11	67.8	7.58	69.3	8.08	71.0	8.69	72.8	9.36	74.3	10.01	75.9	10.71
12月龄	70.0	7.70	71.6	8.20	73.2	8.74	75.0	9.40	76.8	10.12	78.5	10.82	80.2	11.57
15月龄	73.2	8.22	74.9	8.75	76.6	9.33	78.5	10.02	80.4	10.79	82.2	11.53	84.0	12.33
18月龄	76.0	8.73	77.7	9.29	79.5	9.91	81.5	10.65	83.6	11.46	85.5	12.25	87.4	13.11
21月龄	78.5	9.26	80.4	9.86	82.3	10.51	84.4	11.30	86.6	12.17	88.6	13.01	90.7	13.93
2岁	80.9	9.76	82.9	10.39	84.9	11.08	87.2	11.92	89.6	12.84	91.7	13.74	93.9	14.71
2.5岁	85.2	10.65	87.4	11.35	89.6	12.12	92.1	13.05	94.6	14.07	97.0	15.08	99.3	16.16
3岁	88.6	11.50	90.8	12.27	93.1	13.11	95.6	14.13	98.2	15.25	100.5	16.36	102.9	17.55
3.5岁	92.4	12.32	94.6	13.14	96.8	14.05	99.4	15.16	102.0	16.38	104.4	17.59	106.8	18.89
4岁	95.8	13.10	98.1	13.99	100.4	14.97	103.1	16.17	105.7	17.50	108.2	18.81	110.6	20.24
4.5岁	99.2	13.89	101.5	14.85	104.0	15.92	106.7	17.22	109.5	18.66	112.1	20.10	114.7	21.67
5岁	102.3	14.64	104.8	15.68	107.3	16.84	110.2	18.26	113.1	19.83	115.7	21.41	118.4	23.14
5.5岁	105.4	15.39	108.0	16.52	110.6	17.78	113.5	19.33	116.5	21.06	119.3	22.81	122.0	24.72

续表

年龄	3rd 身高/cm	3rd 体重/kg	10th 身高/cm	10th 体重/kg	25th 身高/cm	25th 体重/kg	50th 身高/cm	50th 体重/kg	75th 身高/cm	75th 体重/kg	90th 身高/cm	90th 体重/kg	97th 身高/cm	97th 体重/kg
6 岁	108.1	16.10	110.8	17.32	113.5	18.68	116.6	20.37	119.7	22.27	122.5	24.19	125.4	26.30
6.5 岁	110.6	16.80	113.4	18.12	116.2	19.60	119.4	21.44	122.7	23.51	125.6	25.62	128.6	27.96
7 岁	113.3	17.58	116.2	19.01	119.2	20.62	122.5	22.64	125.9	24.94	129.0	27.28	132.1	29.89
7.5 岁	116.0	18.39	119.0	19.95	122.1	21.71	125.6	23.93	129.1	26.48	132.3	29.08	135.5	32.01
8 岁	118.5	19.20	121.6	20.89	124.9	22.81	128.5	25.25	132.1	28.05	135.4	30.95	138.7	34.23
8.5 岁	121.0	20.05	124.2	21.88	127.6	23.99	131.3	26.67	135.1	29.77	138.5	33.00	141.9	36.69
9 岁	123.3	20.93	126.7	22.93	130.2	25.23	134.1	28.19	138.0	31.63	141.6	35.26	145.1	39.41
9.5 岁	125.7	21.89	129.3	24.08	132.9	26.61	137.0	29.87	141.1	33.72	144.8	37.79	148.5	42.51
10 岁	128.3	22.98	132.1	25.36	135.9	28.15	140.1	31.76	144.4	36.05	148.2	40.63	152.0	45.97
10.5 岁	131.1	24.22	135.0	26.80	138.9	29.84	143.3	33.80	147.7	38.53	151.6	43.61	155.6	49.59
11 岁	134.2	25.74	138.2	28.53	142.2	31.81	146.6	36.10	151.1	41.24	155.2	46.78	159.2	53.33
11.5 岁	137.2	27.43	141.2	30.39	145.2	33.86	149.7	38.40	154.1	43.85	158.2	49.73	162.1	56.67
12 岁	140.2	29.33	144.1	32.42	148.0	36.04	152.4	40.77	156.7	46.42	160.7	52.49	164.5	59.64
12.5 岁	142.9	31.22	146.6	34.39	150.4	38.09	154.6	42.89	158.8	48.60	162.6	54.71	166.3	61.86
13 岁	145.0	33.09	148.6	36.29	152.2	40.00	156.3	44.79	160.3	50.45	164.0	56.46	167.6	63.45
13.5 岁	146.7	34.82	150.2	38.01	153.7	41.69	157.6	46.42	161.6	51.97	165.1	57.81	168.6	64.55
14 岁	147.9	36.38	151.3	39.55	154.8	43.19	158.6	47.83	162.4	53.23	165.9	58.88	169.3	65.36
14.5 岁	148.9	37.71	152.2	40.84	155.6	44.43	159.4	48.97	163.1	54.23	166.5	59.70	169.8	65.93
15 岁	149.5	38.73	152.8	41.83	156.1	45.36	159.8	49.82	163.5	54.96	166.8	60.28	170.1	66.30
15.5 岁	149.7	39.51	153.1	42.58	156.5	46.06	160.1	50.45	163.8	55.49	167.1	60.69	170.3	66.55
16 岁	149.8	39.96	153.1	43.01	156.4	46.47	160.1	50.81	163.8	55.79	167.1	60.91	170.3	66.69
16.5 岁	149.9	40.29	153.2	43.32	156.5	46.76	160.2	51.07	163.8	56.01	167.1	61.07	170.4	66.78
17 岁	150.1	40.44	153.4	43.47	156.7	46.90	160.3	51.20	164.0	56.11	167.3	61.15	170.5	66.82
18 岁	150.4	40.71	153.7	43.73	157.0	47.14	160.6	51.41	164.2	56.28	167.5	61.28	170.7	66.89

结果记录

项目	结果
生长水平	

项目一　儿童保健

续表

项目	结果
生长速度	
匀称度	

标准化儿童

婴儿,女,8个月,系第1胎第1产,出生体重3.5 kg,母乳喂养,按时添加维生素D制剂。6个月开始逐渐添加辅食。2个月会抬头,3个月会翻身,6个月会坐,8个月会爬,智力与同龄儿相符,已按计划进行预防接种。

任务二:作为社区卫生服务中心医务人员,需要对该婴儿提供哪些健康管理服务?请分组讨论,并将具体措施填入下表中。

项目	讨论	评价
保健措施		□优秀 □良好 □合格 □不合格

任务三：对于不同保健措施，该如何具体实施？

项目	内容		评价
	备选项目	措施内容	
保健措施实施计划	体格测量	体重_____kg 身高(长)_____cm 头围_____cm	□优秀 □良好 □合格 □不合格
	体格检查		
	辅助检查		
	户外活动		
	服用维生素D		
	发育评估		
	患病情况		
	预防接种		

知识拓展

骨龄是骨骼的年龄，可以通过骨骼的X线片来确定。通常拍摄人左手手腕部的X线片，观察左手掌指骨、腕骨及桡尺骨下端骨化中心的发育程度来确定骨龄。采用骨龄评价儿童的成熟程度较实际年龄更准确。儿童长高需要营养合理、运动适量、睡眠充足。除了病理性身材矮小，一般不主张身高正常的儿童在发育期间使用增高药。如果需要增

项目一 儿童保健

高,应遵照专科医生给出的治疗建议,不可盲目信赖增高药、增高仪,以免延误儿童生长发育的最好时机。

课外阅读

宝宝需要做骨密度检查吗?

骨密度,全称骨骼矿物质密度,是骨骼强度的主要指标。骨密度检测是通过仪器对受检查者骨矿物含量进行测定,通过数据来判断骨骼的生长发育状况和研究骨骼生理、病理、衰老程度,以及诊断全身各种疾病对骨代谢的影响。一般来说只有60岁以上有骨质疏松症状的成人和有明显骨骼病症的人才需要做该检查。

有的妈妈说,带孩子体检的时候,机构会要求必须测骨密度。那么做骨密度检查到底有没有意义呢?如果检测结果显示骨密度值低,真的表示宝宝缺钙吗?首先,由于目前国际上并没有儿童骨密度测量的标准数值,所以骨密度的测量结果没有绝对的参考价值。其次,每个医院的仪器不同,测量骨密度的部位不同,医生的操作手法不同,其测量的结果都会不同,所以骨密度检查并不能准确反映骨钙代谢的情况。最后,骨密度检测值对于成人和儿童来说其反映的指标意义是相反的。成人骨密度降低,说明骨骼可能缺钙;可对于儿童,尤其是婴幼儿,骨密度低反而说明生长旺盛。所以,不需要给婴幼儿做骨密度检查!

那么,作为家长,该如何正确看待宝宝的骨密度值?

骨密度代表着骨内钙质沉着的状况,儿童在生长的旺盛期,骨骼处于拉长、增粗的过程,促使骨骼生长的激素在增高,钙值自然偏低,也就是我们常说的骨密度低。只有骨密度偏低,才会有更多钙质进入骨内,保证骨骼生长。如果骨密度正常,反而说明孩子生长缓慢。所以,一般婴幼儿的骨密度都会偏低。人体对钙需要越高,身体主动吸收钙的能力才会越强。如果身体并不缺钙,盲目补钙,反而会增加肾脏等器官的负担。

因此,作为一名临床医生一定要遵守职业道德,根据患者的诊治需要确定检查项目,不开展与病史和体征无关的检查。

自我检测

1.小儿体格发育的两个高峰期是(　　)

A.青春期、学龄期 B.学龄期、学龄前期 C.青春期、幼儿期

D.青春期、婴儿期 E.学龄期、新生儿期

2. 三个月婴儿的标准头围是( )
   A. 40 cm　　　　　　B. 42 cm　　　　　　C. 38 cm
   D. 36 cm　　　　　　E. 44 cm

3. 一小儿,身长76 cm,体重9.5 kg,头围46 cm,胸围46 cm,出牙6颗,最可能的年龄是( )
   A. 10个月　　　　　　B. 15个月　　　　　　C. 24个月
   D. 12个月　　　　　　E. 18个月

4. 婴儿基础免疫接种百白破的时间是出生后( )
   A. 第3、4、5个月　　　B. 第4、5、6个月　　　C. 第5、6、7个月
   D. 第2、3、4个月　　　E. 第1、2个月

项目二 营养及营养障碍性疾病

实训目标

知识目标	1. 掌握维生素 D 缺乏性佝偻病的临床表现、诊断、预防及主要治疗措施 2. 熟悉维生素 D 缺乏性佝偻病的病因、发病机制及鉴别诊断 3. 了解维生素 D 的代谢
能力目标	1. 逐步掌握儿科病史采集和体格检查的方法和注意事项 2. 能与患儿及其家属进行有效的交流、沟通 3. 具备指导家长正确预防儿童维生素 D 缺乏性佝偻病的能力
素质目标	1. 科学认识疾病,用科学的理论知识分析、解释疾病 2. 培养学生树立"预防为主、防治结合"的医学理念

实训方法

1. 由 1 名学生模拟标准化患儿家长,其余学生分组逐步展开病例分析、讨论。
2. 教师从旁引导并针对学生讨论结果进行讲评、总结。

实训准备

实训室、患儿模型、标准化患儿家长(提前培训)、X 线片、笔、记录本。

标准化患儿

患儿,男,1 岁 3 个月,因"多汗、夜啼 10 个月,胸廓下缘隆起 4 个月"来院就诊。

实训内容

任务一:针对患儿主诉进行分组讨论,分析可能是什么原因导致患儿出现胸廓下缘隆起。为明确诊断,还需了解患儿哪些信息?请将对标准化患儿家长进行病史采集(问诊)的内容填入下表中。

项目	病史采集	评价
问诊要点		□优秀 □良好 □合格 □不合格
注意事项	询问过程中态度要和蔼亲切,语言要通俗易懂	对□ 错□
	要注重与患儿家长的沟通,关心家长与患儿	对□ 错□
	根据具体需要,可以适当采用诱导或暗示性的语言	对□ 错□
	问诊时应边问边记,以避免遗漏	对□ 错□
	遇到危重患儿应边检查边询问,及时抢救,待患儿病情稳定后再详细询问	对□ 错□
	应注意尊重家长和孩子的隐私,病史采集和记录时应避免询问记录涉及隐私的问题	对□ 错□

任务二:医生对患儿进行了详细的病史采集,结果如下。为进一步明确诊断,如何进行体格检查?

患儿自出生后6个月开始出现多汗,并且夜间经常啼哭,不易安抚,近4个月来发现胸廓下缘隆起,无发热、咳嗽,无呕吐,进食量少,大便为糊样,每日1或2次,小便无明显异常。

患儿既往体弱,生后6~12个月反复腹泻4次,每次4~6天,无传染性疾病及传染病接触史,出生后按国家免疫规划程序接种疫苗。患儿系第1胎第1产,35^{+3}周早产,出生体重2.15 kg。出生后母乳喂养,3个月后开始间断服用维生素D制剂(服药不规律,经常漏服),6个月开始逐渐添加蔬菜汁、果汁、菜泥、蛋黄、米粉等辅食。患儿4个月会抬头,6个月会翻身,8个月会坐,10个月出牙并开始进行少量室外活动,11个月会爬,现可扶走,不能独走。

项目	内容	得分
体格检查		
注意事项	为增加患儿的安全感,检查时尽量让患儿与亲人在一起	对□ 错□
	查体时不要让患儿玩玩具,以避免玩耍动作和噪音影响查体效果	对□ 错□
	为了确保检查结果准确,体格检查时应严格规范患儿体位,不可让患儿躺在家长怀里	对□ 错□
	查体时应态度和蔼,动作轻柔,双手及听诊器要温暖	对□ 错□
	检查过程中要注意保暖,不要过多暴露患儿身体部位	对□ 错□
	检查顺序灵活掌握,安静时先检查心肺听诊、心率、呼吸次数或腹部触诊等易受哭闹影响的项目	对□ 错□
	对患儿有刺激导致其不易接受的检查应先查,如口腔、咽部等	对□ 错□
	医生检查前后要清洁双手,听诊器和工作衣要勤消毒,使用一次性或消毒后的检查用具	对□ 错□

任务三:医生对患儿进行了详细的体格检查,结果如下。请对患儿问诊和体格检查结果进行分析,思考为明确诊断下一步应做哪些实验室检查和辅助检查?

查体:体温为36.8 ℃,神志清,精神好,呼吸平稳,方颅,前囟平软、未闭合(约1.5 cm×1.5 cm)。面部五官端正,眼睑无水肿,耳鼻无异常,咽部无充血,出牙8颗,无龋齿。颈软,气管居中。胸廓对称,肋骨外翻,可见肋膈沟(见图2-1),双肺呼吸音清,未闻及干、湿啰音,心率118次/分,律齐,无杂音。腹部及脊柱、四肢查体无异常,生理反射存在,病理反射未引出。

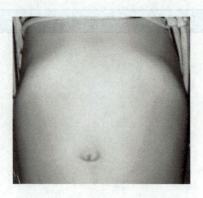

图2-1 肋骨外翻,肋膈沟

项目	内容	评价
实验室检查和辅助检查计划		□优秀 □良好 □合格 □不合格

任务四:患儿实验室检查及辅助检查结果如下,请对该结果进行分析。

(一)实验室检查

血常规:白细胞(WBC)6.42×10^9/L,中性粒细胞(N)42.6%,淋巴细胞(L)50.1%,红细胞(RBC)4.6×10^{12}/L,血红蛋白(Hb)116 g/L,血小板(PLT)283×10^9/L。

血生化:碱性磷酸酶 884 U/L(正常值为143~406 U/L),钙 1.98 mmol/L(正常值为2.1~2.8 mmol/L),磷 0.98 mmol/L(正常值为1.25~1.93 mmol/L)。

其他检查:血清$25-(OH)D_3$ 12.63 ng/mL(正常值≥30 ng/mL)。

(二)辅助检查

腕部X线片可见长骨钙化带消失,干骺端呈毛刷样、杯口样改变,骨骺软骨盘增宽,骨质稀疏,骨皮质变薄(见图2-2)。

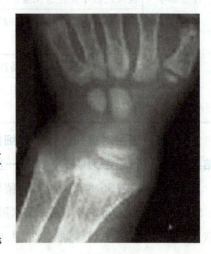

图2-2 腕部X线片

项目	内容	评价
实验室检查及辅助检查结果分析		□优秀 □良好 □合格 □不合格

任务五：分组讨论，综合分析，对患儿进行初步诊断，写出诊断依据和鉴别诊断。

项目	内容	评价
初步诊断		□优秀 □良好 □合格 □不合格
诊断依据		□优秀 □良好 □合格 □不合格
鉴别诊断		□优秀 □良好 □合格 □不合格

任务六:根据患儿病情,写出主要治疗措施,并讨论如何对患儿家长进行健康教育,预防该病的发生。

项目	内容	评价
治疗措施		□优秀 □良好 □合格 □不合格
预防		□优秀 □良好 □合格 □不合格

知识拓展

关于儿童补钙的相关知识误区

一、如何判断婴幼儿是否缺钙

目前还没有一个统一的判断婴幼儿缺钙与否的标准,一般认为,判断婴幼儿缺钙较好的参考标准是:首先,根据营养师对婴儿日常膳食的分析,钙摄入量在推荐量的70%以下;其次,具有如骨钙化不良、膝外翻(即"X"形腿)、膝内翻(即"O"形腿)等佝偻病相关临床症状及体征显示缺钙;最后,存在维生素 D 缺乏。只有当上述三点同时满足时,才能判断可能缺钙。但须注意的是,轻度的钙缺乏往往难以通过检查发现。

二、儿童是否需要补钙

根据中国预防医学会发布的《婴幼儿喂养与营养指南》(2021 版),婴幼儿 0~6 个月时每天应摄入钙 200 mg,而母乳能为婴儿提供充足的膳食钙。欧洲儿科胃肠病学、肝病学和营养学协会(ESPGHAN)公布的全球婴儿配方奶标准则显示,每 1000 mL 配方奶应含钙 330~940 mg。这意味着,只要孩子吸收正常,奶粉合格,无论是母乳喂养还是人工喂养,均没有任何必要再额外补充钙剂。2012 年,由我国卫生部印发的《母婴健康素养——基本知识与技能(试行)》第二十六条也明确指出:"正常足月新生儿出生后 6 个月内一般不用补充钙剂。"

孩子到半岁之后一般开始食用配方奶,这些奶粉中钙和各种微量元素的种类也比较齐全,比较接近母乳,同时,父母在此时也会逐步为婴儿添加各种各样的辅食,如豆腐、青菜泥、水果泥等,这些辅食中也含有一部分钙,所以这个阶段整体钙量也比较充足,不需要额外补充。1 岁后的幼儿只要正常吃饭,且每天补充 300~500 mL 的牛奶,一般情况下就不用再单独补钙,一直到 6 岁左右都是如此。但是,无论是在母乳喂养阶段,还是在食用配方奶阶段,如果奶水不充足,或者食用配方奶量不够,钙的摄入量就有可能不足,在这些情况下可能需要另外补钙。

需要注意的是,对婴幼儿而言,过量的钙有可能会减少机体铁和锌等营养元素的吸收,还有可能增加肾脏的负担,甚至有发生肾结石的风险。

三、佝偻病是否就是缺钙

其实,关于小孩子缺钙的说法很大程度来源于一个好发于婴幼儿的疾病——维生素 D 缺乏性佝偻病,简称佝偻病。该病是儿童体内维生素 D 不足使钙、磷代谢紊乱,导致的以骨骼改变为特征的慢性营养缺乏性疾病。导致这一疾病的最直接原因不是缺钙,而是缺乏维生素 D。因此,预防和治疗佝偻病,更重要的是要解决维生素 D 不足的问题,而不是补钙,维生素 D 不足,吃再多钙也是不行的。

课外阅读

科学认识疾病

在我们身边有一些家长,尤其是老年人,存在着一个认知误区,就是一旦发现有夜惊、夜啼的孩子,就会认为是孩子受到了惊吓,会用一些封建迷信的方式来解决孩子的夜晚哭闹问题。在学习了维生素 D 缺乏性佝偻病的相关知识后,我们了解到,孩子的多汗、易激惹、夜惊、夜啼现象是由于维生素 D 缺乏导致的,可以通过晒太阳或者补充维生素 D 来进行预防和治疗。因此,我们要科学认识疾病,用医学知识解决问题,加大宣教力度,让更多的人认清疾病真相、科学就医。

自我检测

1. 下列选项中,不易发生维生素 D 缺乏性佝偻病的是(   )
   - A. 长期奶糕喂养
   - B. 患儿偏食
   - C. 长期米粉喂养
   - D. 患儿消化吸收障碍
   - E. 单纯母乳或牛奶喂养

2. 维生素 D 缺乏性佝偻病由骨样组织增生所致的骨骼改变为(   )
   - A. 方颅
   - B. 肋膈沟(赫氏沟)
   - C. 鸡胸或漏斗胸
   - D. "O"形腿或"X"形腿
   - E. 脊椎后突或侧弯

3. 维生素 D 缺乏性佝偻病可靠的早期诊断指标是(   )
   - A. 血钙降低
   - B. 血磷降低
   - C. 血 $1,25-(OH)_2-D_3$ 降低
   - D. 血 $25-(OH)D_3$ 降低
   - E. 血碱性磷酸酶增高

4. 为预防营养性维生素 D 缺乏性佝偻病,小儿每日口服维生素 D 的剂量是(   )
   - A. 1600~2000 U
   - B. 400~800 U
   - C. 1300~1500 U
   - D. 200~300 U
   - E. 900~1200 U

项目三 新生儿窒息复苏

实训目标

知识目标	1. 掌握新生儿窒息的识别指征、新生儿 ABCDE 复苏方案的基本操作技能 2. 熟悉新生儿窒息的病因 3. 了解新生儿窒息的预防
能力目标	1. 会运用临床思维综合分析患儿病情 2. 能够指导现场人员组成临时抢救小组,熟练应用新生儿窒息复苏的操作技术
素质目标	1. 培养争分夺秒的急救意识和良好的团队合作意识 2. 敬畏生命,敬畏职责

实训方法

1. 教师对新生儿 ABCDE 复苏步骤及注意事项进行讲解,并观看教学视频。
2. 教师进行 ABCDE 操作的实训演示。
3. 角色扮演:每 4 名学生为一组,利用模拟人进行操作,由 2 名学生主要操作,另 2 名学生配合,并注意观察主要操作者的动作是否规范。

实训准备

新生儿心肺复苏模拟人、新生儿预热辐射保暖台、气囊面罩、新生儿喉镜、新生儿气管导管、口鼻吸引球、干毛巾 2 块、帽子、口罩、无菌手套。

实训内容

新生儿窒息是指新生儿出生后不能建立正常的自主呼吸而导致的低氧血症、高碳酸血症、代谢性酸中毒及全身多脏器损伤,是引起新生儿死亡和儿童伤残的重要原因之一。新生儿一旦出现窒息,应该立即进行复苏,否则会很快危及生命。

(一)诊断

我国目前多采用阿普加(Apgar)评分来诊断新生儿窒息。美国儿科学会和妇产科学会共同制定了窒息的诊断标准。

(1)脐动脉血显示严重代谢性酸中毒或混合性酸中毒(pH 值<7.0)。

(2)Apgar 评分 0~3 分,且持续 5 分钟以上。

(3)存在新生儿神经系统症状,如昏迷、惊厥、肌张力减低等。

(4)出生早期有多器官功能不全表现。

(二)治疗

新生儿窒息复苏 ABCDE 方案如下。

A(airway):清理呼吸道。

B(breathing):建立呼吸。

C(circulation):维持正常循环。

D(drugs):药物治疗。

E(evaluation):评估。

在这 5 项中,前 3 项最重要,其中 A 是根本,B 是关键,而 E 贯穿于整个复苏过程中。复苏步骤和程序应严格按照 A—B—C—D 步骤进行复苏,顺序不能颠倒。呼吸、心率和脉搏、血氧饱和度是窒息复苏评估的三大指标,并遵循评估—决策—措施,如此循环往复,直至完成复苏。

1.新生儿窒息的识别(E)

(1)快速评估。出生后立即用数秒快速从以下 4 项评估新生儿:①足月吗?②羊水清吗?③有哭声吗?④肌张力好吗?

(2)新生儿窒息的判断。如果以上 4 项任何 1 项为否,则考虑新生儿窒息,须进行初步复苏。

2.初步复苏(A)

(1)保暖:将患儿置于预热的辐射保暖台上,或采用其他方式进行保暖。

新生儿窒息复苏

(2)摆好体位:将患儿颈部轻微仰伸。

(3)清理呼吸道:清除口、咽、鼻部的分泌物,清除时应先清理口腔,再清理鼻腔。

(4)擦干全身:用温热干毛巾快速擦干患儿全身。

(5)触觉刺激:用手拍打患儿足底或摩擦背部 2 次,以诱发自主呼吸。

3.正压通气(B)

(1)正压通气指征:经过初步复苏后,患儿仍呼吸暂停或喘息样呼吸,心率<100 次/分,立即行正压通气。

(2)正压通气方法。①通气体位:将患儿仰卧于保暖台上,颈部轻微仰伸,选择早产儿面罩,检查装置工作状态是否良好。②通气频率:40~60 次/分。③通气有效判断:听患儿双肺呼吸音或观察胸廓运动,判断通气是否有效。④停止正压通气指征:经 30 秒有效正压通气后,如患儿有自主呼吸且心率>100 次/分,可逐步减少并停止正压通气;如患儿自主呼吸不充分或心率<100 次/分,需继续用气囊面罩或气管插管行正压通气。

4.胸外心脏按压(C)

(1)胸外心脏按压指征:经正压通气 30 秒后,心率持续<60 次/分时,应同时行胸外心脏按压。

(2)胸外心脏按压步骤。①胸外心脏按压方法:首选双拇指法。②按压部位:两乳头连线中点。③按压深度:胸廓前后径的 1/3。④按压频率:90 次/分。⑤按压与通气比:3∶1(即每按压 3 次,通气 1 次)。

5.药物治疗(D)

(1)药物治疗指征:经正压通气,同时胸外心脏按压 30 秒后,患儿的心率<60 次/分,应该考虑在继续正压通气和心脏按压的情况下予以药物治疗。

(2)给予肾上腺素:给药方式为脐静脉导管内注入或气管内注入,推荐浓度为 1∶10000,静脉应用剂量为 0.1~0.3 mL/kg,气管内应用剂量为 0.5~1.0 mL/kg。

(3)给予扩容剂:如果患儿表现为休克,血容量不足,复苏未使情况改善,应考虑通过脐静脉途径给予扩容剂,剂量为 10 mL/kg。

 标准化患儿

患儿,女,系第 1 胎,第 1 产,胎龄 41 周,其母于入院当天无明显诱因出现分娩先兆,急来我院妇产科就诊。因胎位 LOP、胎儿宫内窘迫、脐绕颈,以剖宫产娩出。娩出后患儿哭声低弱,全身苍白,1 分钟 Apgar 评分 5 分。患儿生后未曾吃奶,胎便、小便未排。

请根据患儿病情,对患儿做出正确判断和处理。

【操作考核内容及评价】

新生儿窒息复苏操作考核内容及评价

项目	内容	完成情况
准备工作	操作者:衣帽整洁,戴好口罩和无菌手套	□优秀 □良好 □未完成
	环境:温度适宜,光线适中	□优秀 □良好 □未完成
	物品:新生儿心肺复苏模拟人、新生儿预热辐射保暖台、气囊面罩、新生儿喉镜、新生儿气管导管、口鼻吸引球、干毛巾 2 块、帽子、口罩、无菌手套	□优秀 □良好 □未完成
窒息的识别	快速评估:①足月吗?②羊水清吗?③有哭声吗?④肌张力好吗?	□优秀 □良好 □未完成

续表

项目	内容	完成情况
初步复苏 (A)	(1)将患儿置于预热的辐射保暖台上； (2)将患儿摆正体位(颈部轻微仰伸)； (3)清除患儿口、咽、鼻部的分泌物(顺序应为先口腔再鼻腔)； (4)用温热干毛巾快速擦干患儿全身； (5)用手拍打患儿足底或摩擦背部2次，以诱发自主呼吸	□优秀　□良好　□未完成
正压通气 (B)	评估：经初步复苏后，患儿仍呼吸暂停或喘息样呼吸，心率<100次/分，立即行正压通气	□优秀　□良好　□未完成
	(1)操作者站在患儿的一侧或头部，将患儿仰卧于保暖台上，颈部轻微仰伸； (2)选择早产儿面罩，检查装置工作状态是否良好； (3)将气囊和面罩放置在患儿面部，检查气道密闭性(注意面罩不可压在面部，不可将手指或手掌压在患儿眼睛上)，念"1"挤压气囊； (4)正压通气30秒，通气频率为40~60次/分，可见胸部略有起伏	□优秀　□良好　□未完成
	评估：经30秒有效正压通气后，如患儿有自主呼吸且心率>100次/分，可逐步减少并停止正压通气；如患儿自主呼吸不充分或心率<100次/分，需继续正压通气，并同时行胸外心脏按压	□优秀　□良好　□未完成
胸外心脏按压 (C)	(1)位置：手的正确位置在两乳头连线中点； (2)手法：双拇指法或中指法、示指法； (3)按压深度：压迫深度为胸廓前后径的1/3，放松时的指尖或拇指不离开胸骨，下压时间应稍短于放松时间； (4)按压频率：90次/分； (5)胸外心脏按压和正压通气比：3:1	□优秀　□良好　□未完成

续表

项目	内容	完成情况
药物治疗（D）	评估：经正压通气，同时胸外心脏按压30秒后，患儿心率仍<60次/分，应该考虑在继续正压通气和心脏按压的情况下，同时予以药物治疗	□优秀　□良好　□未完成
	(1)给予肾上腺素：脐静脉导管内注入或气管内注入，推荐浓度为1:10000，静脉应用剂量为0.1~0.3 mL/kg，气管内应用剂量为0.5~1.0 mL/kg； (2)给予扩容剂：如果新生儿表现为休克，血容量不足，复苏未使情况改善，应通过脐静脉途径给予扩容剂，剂量为10 mL/kg	□优秀　□良好　□未完成
后期管理	(1)记录时间、相关内容，整理用物，洗手； (2)口述（体温管理、生命体征监测、营养供给、控制感染、预防并发症等）	□优秀　□良好　□未完成
操作评价	(1)操作熟练，动作规范，汇报结果清晰准确； (2)体现人文关怀，整个过程严肃、认真、紧张、有序	□优秀　□良好　□未完成

知识拓展

项目	内容
新生儿气管插管适应证	清理吸入的胎粪或需长时间正压通气
新生儿气管插管的步骤	(1)稳住新生儿的头部，呈鼻吸气位； (2)喉镜应沿舌面右侧滑入，将舌推到口腔左侧，推进镜片直至顶端超过舌根； (3)轻轻提升整个镜片而非镜片顶端； (4)寻找解剖标志（声门两边的垂直条纹或像反向的字母"V"形为声带），必要时，可用大号吸痰管吸引分泌物改善视野； (5)插入气管导管到口腔右侧，使导管的弯曲面置于水平位由左向右；插入深度与声带线水平，或以端-唇距离计算（体重为1 kg、2 kg、3 kg者，端-唇距离分别为7 cm、8 cm、9 cm）； (6)如声门关闭，应等待其开放； (7)撤出喉镜时，将导管紧贴患儿上腭

课外阅读

出生乐章：新生儿窒息抢救

通过学习大家可以了解到，新生儿窒息的抢救需要多人甚至是多个科室的通力合作。在整个抢救过程中，要求医师、护士技术精湛，快速有序、忙而不乱。孙权说过："能用众力，无敌于天下矣；能用众智，则无敌于圣人矣。"再比如沃森与克里克的合作，提出了 DNA 双螺旋分子结构，都证明了合作的智慧不是一加一等于二这么简单，合作的力量是无穷的。这就要求我们在平时的工作、学习中，营造积极向上、团结友爱的工作氛围，培养良好的团队合作意识，建立和谐、通畅的交流渠道，为临床工作的有序开展打下坚实基础。

自我检测

1. 下列不属于新生儿窒息程度 Apgar 评分指标的是（　　）
   A. 呼吸　　　　　　　　B. 体温　　　　　　　　C. 心率
   D. 肌张力　　　　　　　E. 皮肤颜色

2. 一新生儿出生时身体红，四肢青紫，呼吸 24 次/分，不规则，心率 90 次/分，四肢能活动，弹足底有皱眉反应。最可能的诊断是（　　）
   A. 新生儿轻度缺氧缺血性脑病
   B. 新生儿中度缺氧缺血性脑病
   C. 新生儿重度窒息
   D. 新生儿重度缺氧缺血性脑病
   E. 新生儿轻度窒息

3. 对新生儿窒息进行复苏最先施行的根本措施是（　　）
   A. 药物治疗　　　　　　B. 建立呼吸，增加通气　　　　　　C. 评价患儿病情
   D. 尽量吸净呼吸道黏液　E. 维持正常循环，保证足够心排出量

项目四 感染性疾病

 实训目标

知识目标	1. 掌握出疹性疾病（麻疹、水痘、手足口病）的病因、临床表现（各种皮疹特点和出疹规律）、诊断、常见并发症、主要治疗措施及预防的相关知识 2. 熟悉出疹性疾病的流行病学特点 3. 了解出疹性疾病的发病机制
能力目标	1. 能对儿童出疹性疾病做出正确诊断和鉴别诊断 2. 能运用小儿传染病的防治知识为个体、家庭、社区提供预防性保健指导
素质目标	1. 培养学生树立"预防为主，防治结合"的临床理念 2. 激发学生爱国热情，提高民族自豪感，培养学生成为爱国爱党、爱民爱家、爱岗敬业、勇敢、有担当的新一代"白衣战士"

 实训方法

1. 由 1 名学生模拟标准化患儿家长，其余学生分组逐步展开病例分析、讨论。
2. 教师从旁指导，针对学生的讨论结果进行讲评、总结。

 实训准备

实训室、患儿模型、标准化患儿家长（提前培训）、笔、记录本。

 标准化患儿

患儿，女，1 岁，因"发热、流涕 4 天，皮疹 1 天"来院就诊。

 实训内容

任务一：针对患儿主诉进行分组讨论，分析可能是哪些疾病导致患儿出现这些症状。为明确诊断，还需了解患儿哪些信息？请将对标准化患儿家长进行病史采集（问诊）的内容和注意事项填入下表中。

项目	病史采集	评价
问诊内容		□优秀 □良好 □合格 □不合格
注意事项		□优秀 □良好 □合格 □不合格

任务二：医生对该患儿进行了详细的病史采集，结果如下。为进一步明确诊断，该如何进行体格检查？

患儿，女，1岁，因"发热、流涕4天，皮疹1天"入院。患儿4天前出现发热，体温最高达39℃，伴流涕、流泪，轻咳，无寒战，就诊于当地医院，诊断为"上呼吸道感染"，给予"布洛芬混悬剂、阿莫西林颗粒"治疗3天，效果欠佳，患儿仍有发热，但无喘息及呼吸困难，无呕吐、腹泻。1天前，耳后及颜面部出现浅红色皮疹，压之褪色，渐蔓延至全身，不伴痒感。患儿精神欠佳，大小便正常。否认药物及食物过敏史，未接种麻疹疫苗，其余疫苗按计划接种，无麻疹、水痘、手足口病等传染性疾病接触史。

项目	内容	评价
体格检查		□优秀 □良好 □合格 □不合格
注意事项		□优秀 □良好 □合格 □不合格

项目四　感染性疾病

任务三：医生对患儿进行了详细的体格检查，结果如下。请对患儿体格检查结果进行分析，并思考为明确诊断下一步应做哪些实验室检查和辅助检查？

查体：体温 39.2 ℃，呼吸 34 次/分，体重 11 kg，发育正常，营养良好，精神反应欠佳，呼吸略促，口周微青，无鼻翼煽动，"三凹征"阴性。耳后、颜面及躯干部可见淡红色斑丘疹，部分融合成片，左侧颈部可触及 1 枚 0.5 cm×0.5 cm 的淋巴结，质软，无粘连，眼结膜充血，口唇红，口腔黏膜粗糙，颊黏膜上见多个针尖大小的白色斑点，双肺呼吸音粗糙，未闻及啰音。心音有力，律齐，腹部、四肢、神经系统查体未见异常。

项目	内容	评价
体格检查结果分析		□优秀 □良好 □合格 □不合格
实验室检查和辅助检查计划		□优秀 □良好 □合格 □不合格

任务四：患儿实验室检查及辅助检查结果如下，请对该结果进行分析。

（一）实验室检查

血常规：白细胞 3.42×10^9/L，中性粒细胞 32.6%，淋巴细胞 60.1%，红细胞 4.5×10^{12}/L，血红蛋白 118 g/L，血小板 290×10^9/L。

特殊检查：C 反应蛋白 <10 mg/L。麻疹抗体 IgM 阳性。

其他检查：肝功、肾功、心肌酶均在正常范围。

（二）辅助检查

胸部 X 线正位片示双肺纹理增多表现。

项目	内容	评价
实验室检查及辅助检查结果分析		□优秀 □良好 □合格 □不合格

任务五:分组讨论,综合分析,对该患儿进行初步诊断,写出诊断依据和鉴别诊断。

项目	内容	得分
初步诊断		□优秀 □良好 □合格 □不合格
诊断依据		□优秀 □良好 □合格 □不合格
鉴别诊断		□优秀 □良好 □合格 □不合格

任务六:根据该患儿病情,确定患儿治疗原则,并写出主要治疗措施。

项目	内容	评价
治疗原则和 主要治疗措施		□优秀 □良好 □合格 □不合格

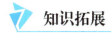

知识拓展

幼儿急疹

幼儿急疹又称婴儿玫瑰疹,是婴幼儿常见的一种急性发热发疹性疾病,其特点是持续性高热3~5天,热退出疹。人类疱疹病毒6型(HHV-6)是主要病因,其他少见的病因有人类疱疹病毒7型(HHV-7)、柯萨奇病毒A和B、埃可病毒、腺病毒和副流感病毒。其临床表现主要为发热及出疹。该病潜伏期为7~15天,平均为10天。多无前驱症状而突然发生高热,体温39~40 ℃或以上,患儿除有食欲不振外,一般精神状态无明显改变,少数患儿有恶心、呕吐、咳嗽,极少数患儿出现嗜睡、惊厥等,咽部和扁桃体轻度充血,头颈部、枕部淋巴结轻度肿大。发热3~5天后体温骤降,同时出现皮疹。皮疹呈红色斑疹、斑丘疹,很少融合,主要见于躯干、颈部、上肢。皮疹于1~3天后消退,无色素沉着,也无脱皮。诊断幼儿急疹的主要依据是血清抗HHV-6抗体的检测结果。在发病的第1~2天,白细胞可增高,但发疹后则白细胞减少,淋巴细胞增高,最高可达90%以上。此病无特殊治疗,轻型患者可卧床休息,给予适量的水分和营养。高热时,可给予退热剂及对症治疗。但对免疫缺陷的婴幼儿或者严重的病例,则需抗病毒治疗。本病预后良好,很少发生严重的并发症。

风 疹

风疹是由风疹病毒(RV)引起的急性呼吸道传染病,包括先天性感染和后天获得性感染。临床上以前驱期短、低热、皮疹,耳后、枕部淋巴结肿大为特征。一般病情较轻,病程较短,预后良好。但风疹极易引起暴发传染,一年四季均可发生,以冬春季发病为多,易感年龄以1~5岁为主,故流行多见于学龄前儿童。

风疹病毒是RNA病毒,可在胎盘或胎儿体内(以及出生后数月甚至数年)生存繁殖,产生长期多系统的慢性、进行性感染。病毒不耐热,在体外的生活力弱,对紫外线、乙醚、氯化铯、去氧胆酸等均敏感,pH<3.0时可将其灭活。该病毒患者是风疹唯一的传染源,包括亚临床型或隐性感染者,亚临床型或隐性感染者的实际数目比发病者高,因此是易被忽略的重要传染源。传染期在发病前5~7天和发病后3~5天,起病当天和前一天传染性最强。患者的口、鼻、咽分泌物以及血液、大小便等中均可分离出病毒。一般儿童与成人风疹主要由飞沫经呼吸道传播,人与人之间的密切接触也可导致传染。胎内被感染的新生儿,咽部可排病毒数周、数月,甚至1年以上,因此可通过被污染的奶瓶、奶嘴、衣被、尿布及直接接触等,感染缺乏抗体的医务工作者、家庭成员,或引起婴儿室中传播。

胎儿被感染后可引起流产、死产、早产或罹患多种先天畸形的先天性风疹。

获得性风疹较为常见，其潜伏期为14~21天，前驱期为1~2天，表现为低热或中度发热、头痛、食欲减退、疲倦、乏力、咳嗽、打喷嚏、流涕、咽痛、结膜充血等轻微上呼吸道症状，偶有呕吐、腹泻、鼻出血、齿龈肿胀等。部分患者咽部及软腭可见玫瑰色或出血性斑疹，但无颊黏膜粗糙、充血及黏膜斑等。出疹期通常于发热1~2天后出现皮疹，皮疹初见于面颈部，迅速扩展至躯干、四肢，1天内布满全身，但手掌、足底大都无疹。皮疹初起呈细点状淡红色斑疹、斑丘疹或丘疹，直径2~3 mm。面部、四肢远端皮疹较稀疏，部分融合类似麻疹。躯干尤其背部皮疹密集，融合成片，又类似猩红热。可有耳后、枕后、颈部淋巴结肿，结膜炎，或伴有关节痛（关节炎）等。躯干皮疹一般持续3天后消退，亦有"三日麻疹"之称。

实验室检查可见白细胞总数减少，淋巴细胞数量增多，并出现异形淋巴细胞及浆细胞。取患者鼻咽分泌物，可分离出风疹病毒，再用免疫荧光法可确诊。可进行的血清抗体测定有红细胞凝集抑制试验、中和试验、补体结合试验和免疫荧光测定，双份血清抗体效价增高4倍以上为阳性。血凝抑制试验最适用，具有快速、简便、可靠的优点。此抗体在出疹时即出现，1~2周迅速上升，4~12个月后降至开始时的水平，并可维持终生，用以检测风疹特异性抗体IgM和IgG。局部分泌型IgA抗体于鼻咽分泌物中可查得，有助于诊断。并发心肌炎的患者心电图及心肌酶谱均有改变。

风疹患者一般症状轻微，不需要特殊治疗，主要为对症治疗。症状较显著者，应卧床休息，流质或半流质饮食。对高热、头痛、咳嗽、结膜炎者可予以对症处理。若出现高热、嗜睡、昏迷、惊厥者，应按流行性乙型脑炎进行治疗。

免疫接种是预防风疹的有效方法。风疹疫苗属于减毒活病毒株，使用已超过40年。单剂接种可获得95%以上的长效免疫力，与自然感染诱发的免疫效果接近。风疹疫苗可以单价配方（仅仅针对一个病原体的疫苗）或与其他疫苗制成联合配方，比如与麻疹（MR），与麻疹和流行性腮腺炎（MMR）或者与麻疹、流行性腮腺炎和水痘（MMRV）配制而成的疫苗。接种后的不良反应一般较轻微，可能出现的反应有注射部位疼痛、发红，低烧、皮疹、肌肉疼等。

猩红热

猩红热为A组溶血性链球菌感染引起的急性呼吸道传染病，中医称之为"烂喉痧"。其临床特征为发热、咽峡炎、全身弥漫性鲜红色皮疹和疹退后明显的脱屑，少数患者患病后由于变态反应而出现心、肾、关节的损害。本病一年四季均有发生，尤以冬春季发病为多。患者和带菌者是主要传染源，经由空气、飞沫传播，也可经由皮肤伤口或产道感染。

人群普遍易感,但发病多见于小儿,尤以5~15岁儿童居多。

本病致病的A组链球菌也称化脓性链球菌,可侵及人体任何部位,以侵及上呼吸道最常见。细菌本身菌体成分及其产生的毒素和蛋白酶均参与了致病过程,引起了一系列化脓性、中毒性和变态反应性病变。链球菌多由呼吸道侵入人体,首先引起咽颊炎和扁桃体炎,在其产生的蛋白酶作用下,使炎症扩散并引起组织坏死。同时由于细菌产生的致热外毒素(红疹毒素)的作用,可引起全身毒血症表现。

猩红热潜伏期一般为2~5天,前驱期大多骤起畏寒、发热,重者体温可升到39~40℃,伴头痛、咽红、咽痛、杨梅舌、食欲减退、全身不适、恶心、呕吐,婴儿可有谵妄、惊厥。扁桃体上可见点状或片状分泌物。软腭充血水肿,并可有米粒大的红色斑疹或出血点,即黏膜内疹,一般先于皮疹而出现。皮疹为猩红热最重要的症状之一,多数自起病第1~2天出现,偶有迟至第5天出疹。一般自耳后、颈底及上胸部开始,一日内即蔓延及胸、背、上肢,最后及于下肢,少数需经数天才蔓延及全身。典型的皮疹为在全身皮肤充血发红的基础上散布着针帽大小、密集而均匀的点状充血性红疹,手压之可全部消退,手离开后复现,偶呈"鸡皮样"丘疹。中毒重者可有出血疹,常感瘙痒。在皮肤皱褶处(如腋窝、肘窝、腹股沟部)可见皮疹密集呈线状,称为"帕氏线"。面部充血潮红,可有少量点疹,口鼻周围相形之下显得苍白,称"口周苍白圈"。病初起时,舌被白苔,乳头红肿,突出于白苔之上,以舌尖及边缘处为显著。2~3天后白苔开始脱落,舌面光滑呈肉红色,并可有浅表破裂,乳头仍突起,称"杨梅舌"。颌下及颈部淋巴结可肿大,有压痛,一般为非化脓性。出疹时体温更高,皮疹遍布全身时,体温逐渐下降,中毒症状消失后,皮疹隐退。退疹后一周内开始脱皮,脱皮部位的先后顺序与出疹的顺序一致。躯干多为糠状脱皮,手掌、足底皮厚处多见大片膜状脱皮,甲端鞍裂样脱皮是典型表现。脱皮持续2~4周,不留色素沉着。

猩红热有普通型、轻型、中毒型、脓毒型、外科型五种类型。普通型在流行期间95%有咽峡炎、典型的皮疹及一般中毒症状,颌下淋巴结肿大,病程1周左右。轻型表现为低热或不发热,全身症状轻,咽部轻度充血,皮疹少、色淡、不典型,可有少量片状脱皮,整个病程2~3天,易被漏诊,近年来多见。中毒型全身中毒症状明显,高热、剧吐、头痛、皮疹可呈片状或出血性瘀斑,甚至神志不清,可有中毒性心肌炎及周围循环衰竭、化脓性脑膜炎、中毒性休克、败血症等并发症。此型病死率高,目前很少见。脓毒型咽颊局部黏膜坏死形成溃疡,有脓性假膜。可引起各种化脓性并发症和败血症,如化脓性中耳炎、鼻窦炎、乳突炎、颈淋巴结炎等,较罕见。外科型病原菌由创口或产道侵入,局部先出现皮疹,由此延及全身,但无咽炎,全身症状大多较轻。

相关实验室检查可见白细胞和中性粒细胞均升高,白细胞可达$(10\sim20)\times10^9/L$,中性粒细胞可达0.8以上,胞浆中可见中毒颗粒,有化脓性并发症者更高。出疹后血象中嗜酸性粒细胞增多,可占5%~10%。咽拭子或其他病灶分泌物培养可有溶血性链球菌生长,用免疫荧光法检查咽拭子涂片可进行快速诊断。

猩红热患者需隔离6日以上,直至咽拭子培养3次阴性,且无并发症时,可解除隔离。对咽拭子培养持续阳性者应延长隔离期。急性期患者应卧床休息,进食稀软、清淡食物,多喝水。保持口腔及皮肤清洁卫生,预防继发感染,年长患儿可用生理盐水漱口。青霉素是治疗猩红热和一切链球菌感染的常选药物,早期应用可缩短病程、减少并发症,病情严重者应增加剂量。为彻底消除病原菌,减少并发症,疗程至少持续10日。对青霉素过敏者可用红霉素或头孢菌素,严重时也可静脉给药,疗程7~10日。高热者可用较小剂量的退热剂,或用物理降温等方法。若发生感染性休克,应积极补充血容量,纠正酸中毒。对中耳炎、鼻窦炎、肾炎、心肌炎等并发症,给予积极治疗。

猩红热流行期间,对可疑猩红热、急性咽炎和扁桃体炎患者,均应隔离治疗。对于带菌者,可用常规剂量的青霉素治疗,直至培养转阴。对与猩红热患者密切接触者,应严密观察,检疫7~12日,有条件者可做咽拭子培养,或预防性给予青霉素。疾病流行期间,儿童尤其应避免到拥挤的公共场所。

病例拓展

病例1 患儿,4岁,发热伴皮疹2天,皮疹瘙痒明显。查体:一般情况尚好,心肺无明显异常,头面部、躯干部见散在斑疹、丘疹、疱疹及结痂,口腔黏膜见散在疱疹。对该患儿最可能的诊断是什么?

病例2 患儿,5岁,发热,体温最高38 ℃,发热1天后出疹,从面部开始,24小时皮疹遍布全身,72小时皮疹消退,枕后、耳后淋巴结肿大。对该患儿最可能的诊断是什么?

病例3 患儿,7个月,发热3天,体温39~40 ℃,流涕,轻咳。一直服用中药治疗,今日热退,因皮肤出现红色斑丘疹而就诊。查体:一般情况好,除咽部充血外,未见其他异常。对该患儿最可能的诊断是什么?

病例4 患儿,6岁,发热伴皮疹2天。查体:咽部充血,双侧扁桃体Ⅱ度肿大,可见脓性分泌物,杨梅舌,全身红色鸡皮样疹,疹间皮肤潮红,双颌下各可触及一个1.0 cm×0.5 cm的淋巴结,有触痛。对该患儿最可能的诊断是什么?

自我检测

1. 典型麻疹的出疹时间与发热的关系是( )

A. 发热2~3天出疹,出疹时伴低热

B. 发热 3～4 天出疹,出疹时热退

C. 发热 1～2 天出疹,出疹时热退

D. 发热 3～4 天出疹,出疹时热更高

E. 发热 1～2 天出疹,出疹时热更高

2. 麻疹早期诊断最有意义的临床表现是(　　)

　　A. 发热、流涕、咳嗽　　　B. 有感冒接触史　　　C. 耳后淋巴结肿大

　　D. 手、足出现红色斑丘疹　　E. 科泼力克(Koplik)斑

3. 典型麻疹的出疹顺序是(　　)

A. 先耳后、颈部,延及颜面部,而后躯干、四肢

B. 先耳后、四肢,后躯干、手掌、足心

C. 先额部、面部,后躯干、四肢

D. 先躯干,后四肢,最后头面部

E. 先前胸,后背部,延及四肢、手心、足底

4. 患儿,女,2 岁。发热、流涕、咳嗽 3 天,皮疹 6 小时。查体:精神萎靡,前额及耳后有浅红色斑丘疹,眼结膜充血,口腔黏膜粗糙,两肺呼吸音粗。对该患者最可能的诊断是(　　)

　　A. 川崎病　　　　　　B. 咽结合膜热　　　　C. 风疹

　　D. 幼儿急疹　　　　　E. 麻疹

项目五 呼吸系统疾病

实训目标

知识目标	1. 掌握支气管肺炎的临床表现、诊断、鉴别诊断和治疗 2. 熟悉支气管肺炎的实验室检查和辅助检查 3. 了解肺炎的分类、支气管肺炎的病理生理学知识
能力目标	1. 能够对患儿进行系统全面的问诊和体格检查 2. 能运用所学知识对呼吸系统疾病提出安全、有效、经济的治疗方案,并提供健康咨询 3. 具备正确的思维方式和较强的思辨能力 4. 能与患儿及其家属进行有效的沟通和交流
素质目标	1. 将人文关怀融入语言、态度和动作,贯穿于整个诊疗过程中 2. 培养学生"救死扶伤、甘于奉献、大爱无疆"的职业精神

实训方法

1. 由 1 名学生模拟标准化患儿家长,其余学生分组逐步展开病例分析、讨论。
2. 教师从旁引导,针对学生讨论结果进行讲评、总结。

实训准备

实训室、患儿模型、标准化患儿家长(提前培训)、心电图、X 线片、笔、记录本。

标准化患儿

患儿,女,3 岁 2 个月,因"咳嗽 10 天"入院。

实训内容

任务一:针对患儿主诉进行分组讨论,分析可能是哪些疾病导致患儿出现这些症状。为明确诊断,还需了解患儿哪些信息?请将对标准化患儿家长进行病史采集(问诊)的主要内容填入下表中。

项目	病史采集	评价
问诊要点		□优秀 □良好 □合格 □不合格

任务二: 医生对患儿进行了详细的病史采集,结果如下。为进一步明确诊断,该如何进行体格检查?

患儿,女,3岁2个月,10天前因受凉后出现咳嗽,呈阵发性、无痉挛性咳嗽,无鸡鸣样回声,无声音嘶哑、犬吠样咳嗽,有痰,无喘息。病初伴有发热,呈不规则热,体温最高达39 ℃,无恶心、呕吐,无头痛、头晕。家长予患儿口服布洛芬3天、头孢类药物(具体药名不详)10天治疗。发热3天后热退,但仍有咳嗽、咳痰。患儿自发病以来,精神一般,饮食、睡眠不佳,大小便正常。

既往体健,智力、体格发育同正常儿童。否认有进食过程中呛咳病史,否认异物吸入史,否认肝炎、结核等传染病史及接触史,否认手术、外伤、输血史,否认食物、药物过敏史,无长期服药史,预防接种按计划进行,无漏种。患儿为第2胎第2产,足月剖宫产,无窒息及产伤史,有1个姐姐5岁,健康。其母孕期无发热史,否认放射线接触史。父母体健,非近亲婚配,无家族性遗传病史及传染病史。

项目	内容	评价
体格检查		□优秀 □良好 □合格 □不合格

任务三:医生对患儿进行了详细的体格检查,结果如下。请对患儿体格检查结果进行分析,并思考为明确诊断,下一步应做哪些实验室检查和辅助检查?

查体:体温36.5 ℃,呼吸26次/分,脉搏112次/分,体重15 kg。神志清楚,精神一般,呼吸平稳。全身皮肤正常。全身浅表淋巴结未扪及肿大。咽部中度充血,双侧扁桃体Ⅱ度肿大,中度充血。颈无抵抗,气管居中。胸廓对称,无畸形,肋间隙无增宽,双侧呼吸动度对称,呼吸运动正常,节律规整,双肺叩诊清音,语颤无增强或减弱,双肺呼吸音粗,可闻及中小水泡音,无胸膜摩擦音。心率112次/分,心音有力,律齐,各瓣膜听诊区未闻及杂音。腹软,腹部无压痛及反跳痛,肝、脾未触及肿大。神经系统检查未见异常。

项目	内容	评价
体格检查结果分析		□优秀 □良好 □合格 □不合格
实验室检查和辅助检查计划		□优秀 □良好 □合格 □不合格

任务四:患儿实验室检查及辅助检查结果如下,请对该结果进行分析。

(一)实验室检查

血常规:白细胞 8.2×10^9/L,中性粒细胞55.1%,淋巴细胞34.3%,红细胞 4.02×10^{12}/L,血红蛋白109 g/L,血小板 388×10^9/L。

血生化:C反应蛋白0.5 mg/L。肺炎支原体抗体滴度1:320。

其他检查:尿常规、粪便常规、肝功、肾功、心肌酶均正常。

（二）辅助检查

心电图呈窦性心律。胸部 X 线正位片示胸廓对称、纵隔气管居中。双肺纹理增多、紊乱、模糊，沿肺纹理走行可见片絮状密度增高影。心影大小形态正常。膈肌光整，肋膈角锐利。影像诊断为支气管肺炎（见图 5-1）。

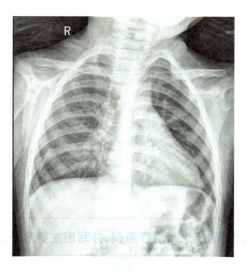

图 5-1　胸部 X 线正位片

项目	内容	评价
实验室检查及辅助检查结果分析		□优秀 □良好 □合格 □不合格

任务五：分组讨论，综合分析，对患儿进行初步诊断，写出诊断依据和鉴别诊断。

项目	内容	评价
初步诊断		□优秀 □良好 □合格 □不合格

儿科学实践技能指导

续表

项目	内容	评价
诊断依据		□优秀 □良好 □合格 □不合格
鉴别诊断		□优秀 □良好 □合格 □不合格

任务六：根据患儿病情，确定患儿治疗原则，并写出主要治疗措施。

项目	内容	评价
治疗原则及主要治疗措施		□优秀 □良好 □合格 □不合格

📖 课外阅读

同心抗疫，勇于担当——致敬疫情中的逆行者们！

庚子年前后，一场突如其来的新型冠状病毒感染疫情在荆楚大地肆虐，随后蔓延全国。其来势之猛、传染性之强，为新中国成立以来所未曾见。疫情发生后，一批批"民族的脊梁"站出来，义无反顾地冲向疫情一线，成为"最美逆行者"。

中国工程院院士、著名呼吸病学专家钟南山，2003年一马当先率领医护人员奋力抗击"非典"，取得辉煌战绩。17年后，已84岁高龄的他，再次请缨出征，一方面带队科研攻关，一方面深入一线，指导治疗。中国工程院院士、军事科学院军事医学研究院研究员陈薇曾参加过阻击"非典"、抗击埃博拉病毒等"硬仗"。2020年1月26日,她率专家组进驻武汉,2天后便研制出新型冠状病毒核酸检测试剂盒,4天后试剂盒便投入移动检测实验室使用,随后他们又开始争分夺秒地研制新型冠状病毒疫苗。武汉市普仁医院医生黄晓霞,即将踏上回乡之路,突然接到了医院就地转岗到传染病科室的通知。虽然三年都没有回家过年,她依然毫不犹豫地退掉火车票,立即加入接诊工作之中。武汉大学中南医院护士郭琴,在中不幸感染病毒,但这丝毫没有击退她抗疫的决心,痊愈出院后,她又投入到一线抗疫战斗中。73岁的李兰娟院士被口罩勒出深深压痕的照片让无数人为之动容,还有主动接触医护人员、为他们排忧解难的"最美快递哥"汪勇,以及千千万万奔波在街道社区、奋战在抗疫一线的青年志愿者,他们无愧是新时代的英雄。

习近平总书记说过:"'天地英雄气,千秋尚凛然。'一个有希望的民族不能没有英雄,一个有前途的国家不能没有先锋。包括抗战英雄在内的一切民族英雄,都是中华民族的脊梁,他们的事迹和精神都是激励我们前行的强大力量。"在抗疫前线,"抗疫英雄"擎起一片蓝天,筑起一道防线,保家卫国,成为一道道最美的风景。

自我检测

1. 支气管肺炎与支气管炎的主要区别点是(　　)
　　A. 发热、频咳　　　　　　B. 气促、喘憋　　　　　　C. 呼吸音减弱
　　D. 肺部可闻及固定湿啰音　　E. 白细胞增高

2. 患者,男,1岁,发热伴咳嗽3天,食欲差,偶有呕吐,嗜睡,抽搐2次,双肺可闻及中细湿啰音,心率110次/分,呼吸56次/分,肋下1 cm处可触及肝,白细胞$4×10^9$/L。根据以上资料,可初步诊断为(　　)
　　A. 急性支气管肺炎　　　　B. 急性左心衰竭　　　　　C. 支气管哮喘
　　D. 过敏性肺炎　　　　　　E. 支气管异物

3. 下列选项中易并发脓胸、脓气胸肺炎的是(　　)
　　A. 呼吸道合胞病毒肺炎　　B. 腺病毒肺炎　　　　　　C. 金黄色葡萄球菌肺炎
　　D. 支原体肺炎　　　　　　E. 衣原体肺炎

项目六 消化系统疾病

 实训目标

知识目标	1. 掌握腹泻的临床表现、诊断、鉴别诊断和治疗 2. 熟悉腹泻的病因、实验室检查和预防 3. 了解腹泻的发病机制
能力目标	1. 逐步掌握儿科病史采集、体格检查的方法和注意事项 2. 能运用临床思维，综合分析患儿病情 3. 能够为患儿实施正确的液体疗法
素质目标	养成一丝不苟的学习、工作态度，认真对待、分析患儿症状的每一个细节

 实训方法

1. 由 1 名学生模拟标准化患儿家长，其余学生分组逐步展开病例分析、讨论。
2. 教师从旁引导，针对学生讨论结果进行讲评、总结。

 实训准备

实训室、患儿模型、标准化患儿家长（提前培训）、笔、记录本。

 标准化患儿

患儿，男，9 个月，因"发热、呕吐、腹泻 3 天"于 2021 年 9 月 13 日收入院。

 实训内容

任务一：针对患儿主诉进行分组讨论，分析可能是哪些疾病导致患儿出现这些症状。为明确诊断，还需了解患儿的哪些信息？请将对标准化患儿家长进行病史采集（问诊）的内容填入下表中。

项目六　消化系统疾病

项目	病史采集	评价
问诊要点		□优秀 □良好 □合格 □不合格

任务二：医生对患儿进行了详细的病史采集，结果如下。为进一步明确诊断，该如何进行体格检查？

患儿3天前无明显诱因开始出现发热，体温最高39.1 ℃，继而出现呕吐、腹泻，每日呕吐3~5次，吐出物为胃内容物，非喷射性；每日大便10余次，为黄色蛋花汤样便，无黏液及脓血，无特殊腥臭味。就诊于社区卫生室，诊断为"肠炎"，给予退热、抗感染等治疗（具体用药不详），效果差。患儿自发病以来，食欲差，昨日起出现精神萎靡、尿量明显减少等表现。

患儿既往体健，否认肝炎、结核等传染病及传染病接触史，否认药物及食物过敏史，出生后按国家免疫规划程序接种疫苗。患儿系第2胎第2产，足月顺产，出生体重3.45 kg，出生后母乳喂养，5个月开始添加辅食。体格及智力发育与同龄儿相符。

项目	内容	评价
体格检查		□优秀 □良好 □合格 □不合格

任务三：医生对患儿进行了详细的体格检查，结果如下。请对患儿体格检查结果进行分析，并思考为明确诊断，下一步还需完善哪些实验室检查和辅助检查？

查体：体温38.5 ℃，脉搏142次/分，呼吸45次/分，急性病容，精神萎靡，全身皮肤黏膜无黄染，未见皮疹，皮肤干燥、弹性差，全身浅表淋巴结未触及肿大。头颅无畸形，前囟稍凹陷（约1.0 cm×1.0 cm），眼窝轻度凹陷，耳、鼻无异常，出牙2颗，咽部轻度充血，扁桃体不大。胸廓无畸形,双肺呼吸音清,未闻及干、湿啰音,心率142次/分,律齐,无杂音。腹部平软,无压痛及反跳痛,肝、脾不大。神经系统查体无异常。

项目	内容	评价
体格检查结果分析		□优秀 □良好 □合格 □不合格
实验室检查和辅助检查计划		□优秀 □良好 □合格 □不合格

任务四:患儿实验室检查及辅助检查结果如下,请对该结果进行分析。

血常规:白细胞 $5.1 \times 10^9/L$,中性粒细胞35%,淋巴细胞65%,红细胞 $5.12 \times 10^{12}/L$,血红蛋白149 g/L。

血生化:血清钾 3.9 mmol/L,血清钠 133 mmol/L,血清氯 102 mmol/L,血清钙 2.25 mmol/L。

粪便常规:大便黄色,稀水样便,白细胞 0~3 /HP,脂肪球 0~1 /HP,潜血阴性。大便培养阴性。

其他检查:PaO_2 98 mmHg,$PaCO_2$ 36 mmHg,HCO_3^- 17 mmol/L。

项目	内容	评价
实验室检查及辅助检查结果分析		□优秀 □良好 □合格 □不合格

项目六　消化系统疾病

任务五：分组讨论,综合分析,对该患儿进行初步诊断,写出诊断依据和鉴别诊断。

项目	内容	得分
初步诊断		□优秀 □良好 □合格 □不合格
诊断依据		□优秀 □良好 □合格 □不合格
鉴别诊断		□优秀 □良好 □合格 □不合格

任务六：根据患儿病情,确定该患儿治疗原则,并写出主要治疗措施。

项目	内容	评价
治疗原则和 主要治疗措施		□优秀 □良好 □合格 □不合格

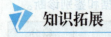知识拓展

如何正确服用口服补液盐

腹泻是婴幼儿高发的急性胃肠道疾病,世界卫生组织(WHO)推荐使用的口服补液盐(ORS)是最经济、方便又科学的口服补液方法。

为什么儿童刚发生腹泻时就要使用口服补液盐?

国内外的腹泻指南中均指出:腹泻治疗的首要原则是预防脱水和治疗脱水,要求一开始就使用口服补液盐。这是因为腹泻时,人体内的水和电解质会随大便和呕吐物一起排出体外,易出现脱水及电解质紊乱。儿童对水的需求量大,细胞外液水平不够稳定,尤易出现脱水。很多儿童疾病的恶化并不是因为病情本身,而是因为脱水造成的,所以预防脱水和治疗脱水是腹泻治疗的重中之重。

口服补液盐Ⅲ是世界卫生组织公布的低渗型ORS配方(其中包含氯化钠0.65 g、氯化钾0.375 g、枸橼酸钠0.725 g、无水葡萄糖3.375 g),也是世界卫生组织要求各国使用的腹泻病治疗首选药物。它通过调节肠道水、电解质代谢平衡,达到补液、止泻,预防和治疗轻中度脱水的目的。此外,补液盐还能减少20%的粪便量,减少30%的呕吐率以及33%的静脉补液率,可用于治疗各年龄阶段、各种病因所导致的腹泻。

因此,家长应该从儿童腹泻一开始就给予口服补液盐Ⅲ预防脱水,不要等到脱水以后再服用,避免增加患儿不必要的痛苦和风险。

口服补液盐Ⅲ的具体使用剂量是怎样的?

腹泻患者需根据脱水程度及年龄、体重来确定口服补液盐的服用剂量。

(1)无脱水症状:根据患者不同年龄,在每次腹泻后服用一定剂量的口服补液盐Ⅲ,直到腹泻停止,具体用法如下。

例:1岁左右的腹泻患儿,一天腹泻5次,没有出现明显的脱水症状,则应于每次腹泻后服用补液盐Ⅲ100 mL,共服用5次(即2袋)。

(2)轻中度脱水:剂量(mL) = (50~75) mL×体重(kg)。

儿童应在4小时内服完,如果4小时后脱水得到纠正,再按(1)的量继续服用,以预防脱水,直至腹泻停止。

例:18个月的腹泻患儿,体重10 kg,有轻度脱水。使用剂量为500 mL(即50 mL/kg×10 kg,约2袋),应于4小时内服用完。如果此时脱水得到纠正,再按无脱水症状的剂量来补充,即每次稀便后服用100 mL,直到腹泻停止。

(3)重度脱水:患者须立即送往医院急诊治疗,首先采取静脉补液,同时,只要患者能

口服,即给予口服补液盐Ⅲ;待重度脱水纠正后,可完全改用口服补液盐Ⅲ,直到腹泻停止。

感觉患儿喝不完要求的剂量,能不能少喝点?

不建议自行减少服用剂量,一定要足剂量地给患儿服用,否则患儿因腹泻和呕吐丢失的水分和电解质就得不到及时、充分的补充,仍会有导致脱水发生的可能。在给患儿使用口服补液盐Ⅲ时,要遵循少量多次的原则,最好每2～3分钟服用1次,每次10～20 mL,这样每小时就能给患儿补充150～300 mL的液体。对于较小的婴幼儿,可以用勺子、滴管或小杯子频频喂服,直到满足所需剂量。如果患儿出现呕吐,暂停10分钟后再慢慢喂服。

有些书上建议将口服补液盐稀释后再喂服,到底需不需要稀释呢?

如果喂服的是口服补液盐Ⅲ,则不需要稀释,按说明书一袋冲250 mL温开水,然后按剂量服用。

有些书上说将口服补液盐稀释后服用,是指在无法获得口服补液盐Ⅲ的情况下使用传统的口服补液盐Ⅰ、Ⅱ时建议稀释。因为传统的口服补液盐Ⅰ、Ⅱ钠含量稍高,将其应用于营养状况良好的小儿可能出现高钠血症,所以建议稀释后服用,但在实际操作中一方面较难稀释到最佳浓度和最佳渗透压,另一方面稀释后也会降低溶液中其他电解质(如钾)的浓度。因此,儿童腹泻时家长应尽量选择低渗型的口服补液盐Ⅲ足剂量服用。

口服补液盐Ⅲ与传统口服补液盐Ⅰ、Ⅱ相比减少了钠和葡萄糖的含量,渗透压为245 mOsm/L的最佳渗透压,避免了传统口服补液盐的不足,且在快速补液的同时还能减少腹泻量和呕吐次数,缩短腹泻病程。因此,世界卫生组织和联合国儿童基金会(UNICEF)在2006年的《腹泻治疗指南(第二版)》中推荐:全面改用低渗的口服补液盐Ⅲ作为腹泻病首选药,替代口服补液盐Ⅰ、Ⅱ。

 ## 自我检测

1. 婴儿腹泻重型与轻型的主要区别是( )

A. 腹泻次数　　　　　B. 体温高低　　　　　C. 呕吐次数

D. 有无水、电解质紊乱　　E. 有无全身中毒症状

2. 患儿,女,3个半月。混合喂养,腹泻2个月,排便4～6次/日,稀便或糊便,无脓血,食欲好。面部有湿疹,体重5.8 kg。对该患儿最可能的诊断是( )

A. 迁延性腹泻　　　B. 慢性腹泻　　　C. 感染性腹泻

D. 饮食性腹泻　　　E. 生理性腹泻

3. 下列不属于婴儿感染性腹泻治疗原则的是( )
A. 纠正脱水   B. 加强护理   C. 调整饮食
D. 用止泻剂   E. 控制感染

4. 患儿,6个月,呕吐,腹泻3天,每日排便10余次,呈蛋花汤样便,有腥臭味,尿量极少,皮肤弹性差,前囟、眼窝明显凹陷,四肢厥冷。粪便镜检白细胞偶见。血清钠135 mmol/L。对其进行补液治疗,首批静脉输液应给予( )
A. 2:1等张含钠液 20 mL/kg
B. 2:1等张含钠液 100~120 mL/kg
C. 1/2张含钠液 100~200 mL/kg
D. 2/3张含钠液 50~100 mL/kg
E. 1/2张含钠液 50~100 mL/kg

项目七 心血管系统疾病

实训目标

知识目标	1. 掌握室间隔缺损、房间隔缺损、动脉导管未闭、法洛四联症的诊断及治疗原则 2. 熟悉儿童正常心血管的解剖生理特点 3. 了解胚胎心脏发育的过程及胎儿出生前后血液循环的变化
能力目标	1. 能对先天性心脏病患儿进行健康管理 2. 能开展先天性心脏病的预防工作
素质目标	1. 培养学生一丝不苟的学习、工作态度，认真对待、分析患儿的每一个细节表现 2. 激发学生关爱儿童的情感，塑造无私奉献的精神

实训方法

1. 由 1 名学生模拟标准化患儿家长，其余学生分组逐步展开病例分析、讨论。
2. 教师针对学生讨论结果进行讲评、总结。
3. 实训结束后总结病例讨论内容。

实训准备

实训室、患儿模型、标准化患儿家长（提前培训）、心脏彩超单、X 线光片、检验结果、笔、记录本。

标准化患儿

患儿，男，4 岁 9 个月，因"发现心脏杂音 2 月"入院。

实训内容

任务一：针对患儿主诉进行分组讨论，分析可能是哪些疾病导致患儿出现这些症状。为明确诊断，还需了解患儿哪些信息？请将对标准化患儿家长进行病史采集（问诊）的内容填入下表中。

· 55 ·

项目	病史采集	评价
问诊内容		□优秀 □良好 □合格 □不合格

任务二：医生对患儿进行了详细的病史采集，结果如下。为进一步明确诊断，如何进行心脏专科体格检查？

患儿，男，4岁9个月，2个月前因"感冒"就诊于当地医院，查体发现心脏杂音，行心脏彩超示"先天性心脏病：室间隔缺损（嵴下型）"。患儿无发热、咳嗽及气喘，无活动后气促及呼吸困难，无面色及口唇青紫等缺氧表现。自患病以来，精神状态良好，食欲良好，睡眠情况尚可，体重无明显变化，大小便正常。

否认反复"肺炎"，否认肝炎、肺结核等传染病及传染病接触史，否认手术、外伤、输血史，否认食物、药物过敏史，无长期服药史，按国家免疫规划程序接种疫苗。智力与体格发育同正常儿童。母孕期有"发热史"，并进行输液治疗，否认放射线接触史。父母体健，非近亲婚配，否认家族性遗传病及传染病史。

项目	内容	评价
心脏专科查体		□优秀 □良好 □合格 □不合格

任务三：医生对患儿进行了详细的体格检查，结果如下。请对患儿体格检查结果进行分析，并思考为明确诊断，下一步应做哪些实验室检查和辅助检查？

查体：体温36.8 ℃，呼吸25次/分，脉搏100次/分，体重18 kg。发育正常，营养良好，神志清楚，精神可，反应可，呼吸平稳。全身皮肤正常。全身浅表淋巴结未扪及肿大。头颅无畸形，双眼睑无浮肿。口唇无发绀，咽部黏膜正常。颈无抵抗，气管居中。呼吸节

项目七 心血管系统疾病

律规整,双肺呼吸音清。腹部无压痛及反跳痛,肝、脾未触及。肛门及外生殖器未见异常。四肢活动自如,甲床无发绀、苍白。神经系统查体未见异常。

心脏专科查体:心前区无隆起,心尖冲动位于左侧第 5 肋间锁骨中线外 0.5 cm,未触及收缩期震颤,心音有力,心率 100 次/分,律齐,胸骨左缘第 3~4 肋间可闻及 3/6 级收缩期杂音,P_2 不亢进,毛细血管搏动征等周围血管征阴性。

项目	内容	评价
体格检查结果分析		□优秀 □良好 □合格 □不合格
实验室检查和辅助检查计划		□优秀 □良好 □合格 □不合格

任务四:该患儿实验室检查及辅助检查结果如下,请对该结果进行分析。

(一)实验室检查

血常规:白细胞 6.21×10^9/L,中性粒细胞 33.6%,淋巴细胞 59.1%,红细胞 4.19×10^{12}/L,血红蛋白 122 g/L,血小板 455×10^9/L。

其他检查:尿常规、大便常规正常,肝功、肾功、心肌酶均正常。

(二)辅助检查

心电图提示窦性心律不齐。胸部 X 线正位片可见双肺野内中带纹理增多、粗乱、模糊、心影增大,两心缘饱满,心胸比率约为 0.53,双膈面光滑,肋膈角锐利(见图 7-1)。

心脏彩超:左房左室内径增大,余房室腔径正常,室间隔于大动脉短轴"10"点处回声连续中断,呈管状滑向右室侧,中断处宽约 0.48 cm,右室侧宽约 0.29 cm,断端回声增强、粗糙,室壁运动增强。各组瓣膜启闭正常,房

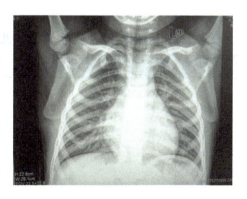

图 7-1 胸部 X 线正位片

间隔连续完好,左位主动脉弓。彩色多普勒血流成像显示室间隔中断,右室侧可探及收缩期高速射流,连续多普勒测最大跨隔压差 8 mmHg,峰速 4.5 m/s。提示:先天性心脏病室间隔缺损(嵴下型)(见图 7-2)。

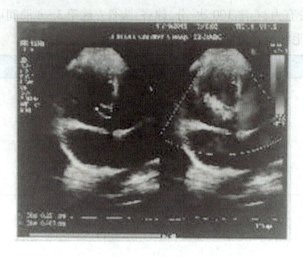

图 7-2　心脏彩超

项目	内容	评价
实验室检查及辅助检查结果分析		□优秀 □良好 □合格 □不合格

任务五:分组讨论,综合分析,对该患儿进行初步诊断,写出诊断依据和鉴别诊断。

项目	内容	得分
初步诊断		□优秀 □良好 □合格 □不合格

项目七　心血管系统疾病

续表

项目	内容	得分
诊断依据		□优秀 □良好 □合格 □不合格
鉴别诊断		□优秀 □良好 □合格 □不合格

任务六：根据患儿病情，确定该患儿的治疗原则，并写出主要治疗措施。

项目	内容	评价
治疗原则和 主要治疗措施		□优秀 □良好 □合格 □不合格

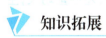

知识拓展

先天性心脏病的预防

先天性心脏病（CHD）是人类最常见的先天畸形，其发生率占活产婴儿的7‰~10‰。我国是世界上出生人口数最多的国家，每年新增加先天性心脏病患儿15万~20万，给家庭和社会带来巨大的压力和沉重的负担。因此，积极的预防措施，对有效预防及早期诊断和治疗先天性心脏病均有重要意义。

由于目前只能通过实验室检查结果和流行病学研究推测部分先天性心脏病的危险

因素,且不同类型先天性心脏病的危险因素也不尽相同,因此还无法完全避免先天性心脏病的发生,但进行积极的预防及产前检查还是非常必要的。首先,针对高危因素,在遗传方面的预防措施是提倡优生优育,避免近亲结婚,从而减少各种遗传病,如21-三体综合征等。其次,应积极控制、治疗孕妇基础疾病。如糖尿病孕妇应积极控制血糖,苯丙酮尿症孕妇在妊娠早期应适当摄取维生素和蛋白质。最后,孕妇在妊娠期间要适当进行体育锻炼,增强体质;避免到拥挤的公共场所,远离传染源,减少宫内感染的可能性;停止吸烟、饮酒;避免高龄生产和不良的精神刺激;注意防范环境污染和电离辐射等。

　　研究发现,孕妇在孕期常吃蔬菜、水果,并在妊娠早期服用叶酸等,能有效预防先天性心脏病。通过按期进行产前检查,可以尽早发现心脏畸形,及时对妊娠过程进行决策,对胎儿进行恰当的干预。大量临床资料证明,产前监测会改善复杂先天性心脏病,尤其是心室、大血管严重畸形及导管依赖型先天性心脏病所导致的严重发绀和酸中毒。积极的预防措施,对我国的优生优育,降低先天性心脏病儿童病死率具有重要意义。

 自我检测

1. 下列选项中,不属于左向右分流先天性心脏病特征的是(　　)
　　A. 生长发育落后　　　　B. 容易并发肺部感染　　　　C. 蹲踞现象
　　D. 胸骨左缘收缩期杂音　E. 肺动脉瓣区第二心音增强

2. 患儿,男,3岁,乏力1周。查体:胸骨左缘第3~4肋间闻及4/6级吹风样收缩期杂音,肺动脉瓣区第二心音亢进,心尖部闻及短促舒张期杂音。胸部X线片示双肺充血,左、右心室均大,以左心室为著,肺动脉段突出,主动脉结偏小。根据以上资料,对该患儿最可能的诊断是(　　)
　　A. 房间隔缺损　　　　　B. 房间隔缺损合并动脉导管未闭　　C. 室间隔缺损
　　D. 室间隔缺损合并动脉导管未闭　　E. 动脉导管未闭

3. 患儿,女,2岁,多次患肺炎。胸部X线片示肺纹理增强,左心房、左心室均大,主动脉影增宽。根据以上资料,对该患儿最可能的诊断是(　　)
　　A. 房间隔缺损　　　　　B. 室间隔缺损　　　　　　C. 动脉导管未闭
　　D. 法洛四联症　　　　　E. 艾森门格综合征

4. 法洛四联症杂音响度主要取决于(　　)
　　A. 左、右室之间压力差　B. 肺动脉狭窄的程度　　　C. 室间隔缺损大小
　　D. 主动脉骑跨程度　　　E. 右心室肥厚程度

项目八 血液系统疾病

 实训目标

知识目标	1. 掌握小儿贫血的概念和分类，营养性贫血的病因、临床表现、诊断、治疗及预防 2. 熟悉营养性贫血的发病机制及鉴别诊断 3. 了解铁代谢的特点
能力目标	1. 能运用临床思维综合分析患儿病情 2. 能与患儿及其家属进行有效的交流、沟通 3. 具备指导家长正确预防营养性贫血的能力
素质目标	1. 培养学生树立"预防为主，防治结合"的临床理念 2. 关心、爱护每一名患者

 实训方法

1. 由 1 名学生模拟标准化患儿家长，其余学生分组练习问诊并逐步展开病例分析、讨论。
2. 教师从旁指导，针对学生的讨论结果进行讲评、总结。

 实训准备

实训室、标准化患儿家长（提前培训标准化患儿家长）、患儿模型、笔、记录本。

 标准化患儿

患儿，女，7 个月，因"面色苍白 1 个月，发热 2 天"来院就诊。该患儿近 1 个月来面色较前苍白，2 天前无明显诱因开始出现发热，体温最高 39.2 ℃，大便次数增多，每日 3 或 4 次，为黄色稀便，无咳嗽、咳痰，无恶心、呕吐，无抽搐，无黄疸。患儿自发病以来，精神可，饮食可，睡眠好，小便无明显异常。

患儿既往体健，否认传染病及传染病接触史，2 个月前查血常规正常（具体不详），微量元素提示铁元素缺乏（具体不详），出生后按国家免疫规划程序接种疫苗。患儿系第 1

胎第1产,35周剖宫产,出生体重2.1 kg。出生后母乳喂养,6个月时开始逐渐添加米粉、蛋黄、蔬菜汁、果汁、菜泥、肉泥等辅食,未额外补充维生素D和铁。患儿3个月会抬头,4个月会翻身,6个半月时能双手向前撑住独坐,智力与同龄儿相符。

查体:体温38.7 ℃,呼吸34次/分,脉搏132次/分,体重7 kg,神志清,精神欠佳,呼吸稍急促,皮肤黏膜略苍白,前囟平软(约1.5 cm×1.5 cm)。面部五官端正,眼睑无水肿,睑结膜略苍白,耳鼻无异常,未出牙,咽部轻度充血。胸廓对称,双肺呼吸音清,未闻及干、湿啰音。律齐,心尖部可闻及2/6级柔和吹风样收缩期杂音。腹平软,肝肋下1.5 cm,脾未及,无压痛、反跳痛。脊柱、四肢查体无异常。生理反射存在,病理反射未引出。

 实训内容

任务一:为明确诊断,下一步应做哪些实验室检查和辅助检查?

项目	内容	评价
实验室检查和辅助检查计划		□优秀 □良好 □合格 □不合格

任务二:患儿实验室检查及辅助检查结果如下,请对该结果进行分析。

(一)实验室检查

血常规:白细胞5.31×10^9/L,红细胞3.9×10^{12}/L,血红蛋白85 g/L,血小板321×10^9/L,平均红细胞体积(MCV)61.6 fL,平均红细胞血红蛋白量(MCH)19.6 pg,平均红细胞血红蛋白浓度(MCHC)303 g/L,网织红细胞(Ret)0.01。

血生化:血清总铁结合力(TIBC)70.8 μmol/L,转铁蛋白饱和度(Ts)6.8%。血清铁6.5 μmol/L。

粪便常规:大便黄色,稀便,白细胞0~3/HP,潜血阴性。

（二）辅助检查

心电图示窦性心动过速。

项目	内容	评价
实验室检查及辅助检查结果分析		□优秀 □良好 □合格 □不合格

任务三：分组讨论，综合分析，对该患儿进行初步诊断，写出诊断依据和鉴别诊断。

项目	内容	评价
初步诊断		□优秀 □良好 □合格 □不合格
诊断依据		□优秀 □良好 □合格 □不合格
鉴别诊断		□优秀 □良好 □合格 □不合格

任务四:根据该患儿病情,确定治疗原则,并写出主要治疗及预防措施。

项目	内容	评价
治疗原则		□优秀 □良好 □合格 □不合格
主要治疗措施		□优秀 □良好 □合格 □不合格
预防措施		□优秀 □良好 □合格 □不合格

 知识拓展

关于补铁要知道的相关知识

什么食物含铁丰富?

动物性食物:瘦肉、动物血、内脏、鱼、蛋黄等。

植物性食物:芝麻、木耳、大豆、蘑菇、芥菜、芹菜、海带、紫菜等。

什么铁容易被吸收?

食物中的铁分血红素铁及非血红素铁两大类。血红素铁存在于动物性食物中,以亚铁形式与血红蛋白结合,能直接被肠黏膜上皮细胞吸收,吸收率高。非血红素铁以无机盐的形式存在于植物性食物之中,不能直接被人体利用,必须先解离成离子状态,然后与蛋白质结合,才能有效被人体吸收。母乳中的铁含量虽不高,但大多数与蛋白质结合,易于吸收。鸡蛋中含铁量丰富,但蛋黄中的铁是以卵黄高磷蛋白稳定络合物的形式存在,利用率较低。

什么食物会影响铁的吸收?

促进铁吸收的食物:维生素 C、肉类、果糖、氨基酸等。

抑制铁吸收的食物:富含草酸、单宁酸、高钙、高脂肪的食物,如浓茶、咖啡、牛乳、蛋、肥肉、蛋糕等。

自我检测

1. 患儿,男,出生 20 天,因"面色苍白 7 天"就诊。经实验室检查,其血红蛋白值为 50 g/L。该患儿属于(　　)

　　A. 中度贫血　　　　　　B. 极重度贫血　　　　　C. 重度贫血

　　D. 正常　　　　　　　　E. 轻度贫血

2. 营养性巨幼细胞性贫血的病因是(　　)

　　A. 缺乏维生素 B_{12}　　　B. 缺乏维生素 B_6　　　C. 缺乏维生素 B_1

　　D. 缺乏乙酸　　　　　　E. 缺乏草酸

(3~5 题共用材料)

患儿,男,1 岁,面色苍白 2 个月,出生后母乳喂养至今,未规律添加辅食,平日易感冒。查体:发育营养稍差,皮肤黏膜苍白,无黄疸,浅表淋巴结不大,心前区可闻及 2/6 级收缩期杂音,肝、脾无肿大。血常规:血红蛋白 85 g/L,红细胞 $3.5×10^9$/L,平均红细胞体积 68 fL,平均红细胞血红蛋白含量 24 pg,平均红细胞血红蛋白浓度 0.28 g/L,白细胞和血小板正常。

3. 对该患儿最可能的诊断是(　　)

　　A. 营养性巨幼细胞性贫血　B. 感染性贫血　　　　　C. 缺铁性贫血

　　D. 溶血性贫血　　　　　E. 再生障碍性贫血

4. 为进一步确诊,首选的检查是(　　)

　　A. 抗碱血红蛋白测定　　B. 骨髓检查　　　　　　C. 叶酸、维生素 B_{12} 测定

　　D. 铁代谢指标测定　　　E. 血红蛋白电泳

5. 对该患儿首选的治疗是(　　)

　　A. 红细胞输注　　　　　B. 维生素 C　　　　　　C. 维生素 B_{12}

　　D. 琥珀酸亚铁　　　　　E. 叶酸

项目九　泌尿系统疾病

　实训目标

知识目标	1. 掌握急性肾小球肾炎的临床表现、实验室检查与治疗 2. 熟悉急性肾小球肾炎的病因、病理特点 3. 了解急性肾小球肾炎的发病机制
能力目标	1. 能够运用所学知识对急性肾小球肾炎进行诊断、制定个体化治疗方案 2. 具备正确的思维方式和较强的思辨能力
素质目标	1. 激发学生专业热情,树立为医疗事业奋斗的决心 2. 遵守关爱患者、尊重患者的职业道德

　实训方法

1. 由 1 名学生模拟标准化患儿家长,其余学生分组逐步展开病例分析、讨论。
2. 教师从旁引导,针对学生讨论结果进行讲评、总结。

　实训准备

实训室、患儿模型、标准化患儿家长(提前培训)、检查报告单、化验单、笔、记录本。

　标准化患儿

患儿,男,6 岁,因"血尿 1 周"来院就诊。

患儿于 1 周前发现肉眼血尿,伴发热和尿量减少,体温最高达 38.3 ℃,无寒战、惊厥,发热时伴头痛,热退后缓解,体温自行下降未再反复,无尿频、尿急、尿痛,无腰痛,未给予特殊治疗。2 天前出现眼睑、面部及四肢水肿,伴乏力、懒动、鼻塞、流涕,无头痛、头晕,无恶心、呕吐、腹泻,无咳嗽、喘息,无皮疹。患儿自发病以来,精神、饮食差,睡眠尚可,大便正常。

近 1 个月来,反复发热 3 次,每次发热 3~5 天不等,均口服药物治疗。否认肝炎、结核等传染病及传染病接触史,否认手术、外伤、输血史,否认食物、药物过敏,无长期服药史。预防接种按计划进行,无漏种。患儿为第1胎第1产,足月剖宫产,无窒息及产伤史,生后因"新生儿溶血性黄疸"住院治疗5天。智力与体格发育同正常儿童。母孕期无发热史,否认放射线接触史。父母体健,非近亲婚配,否认家族性遗传病史。

查体:体温36.5 ℃,呼吸22 次/分,脉搏90 次/分,血压101/75 mmHg,体重25 kg。神志清楚,精神不振,呼吸平稳,无鼻翼翕动及三凹征。皮肤黏膜无皮疹、无出血点。右颌下可触及数枚肿大淋巴结,大者2 cm×2 cm,质韧,活动度可,无破溃、无粘连、触痛。双眼睑水肿。鼻腔有分泌物,通气欠佳。咽部充血,双侧扁桃体Ⅰ°肿大。双肺呼吸音粗,未闻及明显干、湿啰音,心率90 次/分,心音有力,律齐,各瓣膜听诊区未闻及杂音。腹部柔软,无压痛、反跳痛,肝、脾未触及,无移动性浊音。双肾区无叩痛,双下肢轻度水肿,指压痕阴性。脊柱、四肢、肛门及外生殖器检查无异常,神经系统检查正常。

实训内容

任务一:请对该患儿进行讨论分析,并思考为明确诊断,下一步应做哪些实验室检查和辅助检查?

项目	内容	评价
实验室检查和辅助检查计划		□优秀 □良好 □合格 □不合格

任务二:该患儿实验室检查及辅助检查结果如下。分组讨论,综合分析,写出初步诊断、诊断依据和鉴别诊断。

(一)实验室检查

血常规:白细胞11.21×10^9/L,中性粒细胞67.3%,淋巴细胞13.78%,红细胞4.18×10^{12}/L,血红蛋白121.8g/L,血小板283.7×10^9/L。

血生化:C反应蛋白为0.5 mg/L。血清钾6.0 mmol/L,血清钠136.0 mmol/L,血清氯100.4 mmol/L,血清钙2.27 mmol/L,血清镁1.18 mmol/L。血沉36 mm/h。补体C3 0.16 g/L。抗链球菌溶血素O(ASO)277.6 IU/mL。

肝功:谷丙转氨酶8.8 U/L,谷草转氨酶23.2 U/L,总蛋白61.9 g/L,清蛋白31.9 g/L。

尿常规:白细胞阳性(+),隐血阳性(+++),尿蛋白阴性,镜检红细胞30~40/HP,呈非均一性,尿比重1.020。

其他检查:心肌酶、血脂四项、乙肝五项均正常。

(二)辅助检查

双肾输尿管膀胱B超:双肾形态规则,左、右肾大小分别为9.7 cm×4.8 cm和9.8 cm×4.0 cm,实质回声增强,厚度分别为1.7 cm、1.2 cm,双肾集合系统未见光点分离。双肾输尿管未见明显扩张,膀胱充盈可,壁不厚,内透声可。双肾实质回声增强。

项目	内容	评价
初步诊断		□优秀 □良好 □合格 □不合格
诊断依据		□优秀 □良好 □合格 □不合格
鉴别诊断		□优秀 □良好 □合格 □不合格

任务三:根据该患儿病情,写出主要治疗措施。

项目	内容	得分
主要治疗措施		□优秀 □良好 □合格 □不合格

课后阅读

"奶奶医生"陈桂芳

1957年,陈桂芳以优异成绩从广西医学院毕业后来到海南,把青春年华献给了这座岛。1976—1978年响应国家需要,陈桂芳前往赤道几内亚担任援外医疗队医生,为医疗事业无私奉献。1986年,"登革热"疾病突发,陈桂芳决定超剂量使用垂体后叶素对患者进行止血,从而挽救了一大批患者的生命。此后,她还将精湛的医术运用到海南发生的维生素B缺乏症、流行性脑膜炎和霍乱等疾病的治疗中,创新性的采用阿奇霉素治疗先天性弓形虫病,让患儿双目复明。退休后,陈桂芳继续发光发热,被医院返聘后继续奋斗在诊疗一线。2006年,陈桂芳战胜癌症病魔再次回归儿科事业,用平凡的坚守得到诸多患者的认可。如今,陈桂芳依然坚持每周出诊两天。

陈桂芳的行医经历和感人事迹深受媒体关注,2006年,她获得了第三届中国医师奖,2015年11月,陈桂芳荣登"中国好人榜",2020年获"中国儿科终身成就医师"称号。

自我检测

1. 下列属于小儿急性肾小球肾炎最常见的病因是(　　)

A. 金黄色葡萄球菌　　　B. β-溶血性链球菌　　　C. 肺炎支原体

D. 乙型肝炎病毒　　　　E. 肺炎链球菌

2. 下列属于急性肾炎主要临床表现的是(　　)

A. 水肿、蛋白尿、高血压、高脂血症

B. 高血压、血尿、蛋白尿、低蛋白血症

C. 水肿、血尿、少尿、高血压

D. 少尿、水肿、蛋白尿、高脂血症

E. 少尿、水肿、血尿、低蛋白血症

3. 急性链球菌感染后肾小球肾炎,补体 C3 恢复时间一般是在病后(　　)

A. 4 周左右　　　　　　B. 8 周左右　　　　　　C. 12 周左右
D. 16 周左右　　　　　 E. 20 周左右

4. 患者,女,8 岁,因"水肿、尿少 3 天"入院。神志清楚,眼睑水肿明显,双下肢非凹陷性水肿,血压 140/90 mmHg,心、肺无异常。该患儿最可能的诊断是(　　)

A. 急性泌尿系感染　　　B. 急性肾小球肾炎　　　C. 急进性肾炎
D. 肾炎性肾病　　　　　E. 单纯性肾病

项目十 神经系统疾病

 实训目标

知识目标	1. 掌握神经系统疾病的临床表现、诊断、鉴别诊断和治疗 2. 熟悉神经系统疾病的病因和预防 3. 了解神经系统疾病的发病机制
能力目标	1. 逐步掌握儿科病史采集、体格检查的方法和注意事项 2. 会运用临床思维综合分析患儿病情 3. 能与患儿及其家属进行交流沟通,开展有关神经系统疾病的健康教育和预防工作
素质目标	1. 养成一丝不苟的学习、工作态度,认真对待、分析患儿的每一个病情细节 2. 不忘救死扶伤之初心,牢记医者仁心之使命

 实训方法

1. 由 1 名学生模拟标准化患儿家长,其余学生分组逐步展开病例分析、讨论。
2. 教师从旁引导并针对学生讨论结果进行讲评、总结。

 实训准备

实训室、患儿模型、标准化患儿家长(提前培训标准化患儿家长)、笔、记录本。

 标准化患儿

患儿,女,2 岁,因"发热伴呕吐 4 天,抽搐 1 次"入院。

患儿 4 天前无明显诱因出现发热,体温波动于 38.5~40 ℃,给予综合降温后体温不易降至正常,无寒战,精神欠佳,嗜睡,伴呕吐,非喷射性,呕吐物为胃内容物,每天 4 或 5 次,食后明显缓解,无腹泻,无烦躁及激惹,无抽搐,无咳嗽、流涕,于当地诊所行抗感染治疗 2 天,仍有发热。血常规示:白细胞 $17.5 \times 10^9/L$,中性粒细胞 79%,淋巴细胞 12.8%,红细胞 $4.19 \times 10^{12}/L$,血红蛋白 110 g/L,血小板 $389 \times 10^9/L$。继续给予抗感染治疗,仍有发热,最高达 40 ℃,仍有呕吐、嗜睡,出现抽搐 1 次,表现为双眼上翻,头后仰,口吐泡沫,牙关紧闭,呼之不应,四肢阵挛抽动,口周发青,持续15~20分钟缓解。为进一步诊治转上级医院。患儿自发病以来,精神、食欲差,大小便正常。患者10天前摔伤左侧头面部,否认反复耳流脓及耳、鼻流清亮液体。

患儿既往体健,否认食物、药物过敏史;否认肝炎、结核病史;否认癫痫、高热惊厥史;预防接种随当地有计划进行,无漏种;父母体健,非近亲婚配,否认癫痫及高热惊厥家族史。

查体:体温38.5 ℃,发育正常,营养良好,神志清楚,精神反应差,嗜睡,面色略苍白,呼吸平稳,节律规整。全身皮肤正常,卡疤阳性。全身浅表淋巴结未扪及肿大。头颅无畸形,前囟已闭,额纹对称,双侧瞳孔等大、等圆,对光反射灵敏,双眼睑无浮肿。口唇无发绀,咽部黏膜正常。颈抵抗阳性,气管居中。呼吸节律规整,双肺呼吸音清。心音有力,律齐。腹部无压痛及反跳痛,肝、脾未触及。肛门及外生殖器未见异常。四肢活动自如,甲床无紫绀、苍白。四肢肌力及肌张力正常,角膜反射、腹壁反射正常引出,肱二头肌、肱三头肌、跟－膝－胫试验正常引出,布氏征阳性,克氏征阴性,双侧巴氏征阳性。

 实训内容

任务一:为明确诊断,下一步应做哪些实验室检查和辅助检查?

项目	内容	评价
实验室检查和辅助检查计划		□优秀 □良好 □合格 □不合格

任务二:该患儿实验室检查及辅助检查结果如下,请对检查结果进行分析。

(一)实验室检查

血常规:白细胞15.2×10^9/L,中性粒细胞64.5%,淋巴细胞32.2%,红细胞3.90×10^{12}/L,血红蛋白108 g/L,血小板360×10^9/L。

血生化:C反应蛋白40.5 mg/L,血沉60 mm/L。

其他检查:肝功、肾功及心肌酶基本正常。结核菌素试验阴性。血培养无细菌生长。脑脊液外观混浊,白细胞12.6×10^9/L,多个核细胞占85%。

项目十　神经系统疾病

脑脊液生化:氯化物 106 mmol/L(正常值为 120~130 mol/L),蛋白质定量 3.10 g/L (正常值为 0.15~0.45 g/L),葡萄糖定量 0.35 mmol/L(正常值为 2.5~4.5 mmol/L)。脑脊液培养:发现肺炎链球菌。对头孢曲松、万古霉素敏感,对青霉素中度敏感。

(二)辅助检查

心电图显示窦性心律。心脏彩超未见异常。胸部 X 线片可见双肺纹理增多。头颅核磁及脑电图均未见异常。

项目	内容	评价
实验室检查及辅助检查结果分析		□优秀 □良好 □合格 □不合格

任务三:分组讨论,综合分析,对该患儿进行初步诊断,写出诊断依据、鉴别诊断以及常见并发症。

项目	内容	评分
初步诊断		□优秀 □良好 □合格 □不合格
诊断依据		□优秀 □良好 □合格 □不合格
鉴别诊断		□优秀 □良好 □合格 □不合格

续表

项目	内容	评分
常见并发症		□优秀 □良好 □合格 □不合格

任务四：根据该患儿病情，写出主要治疗措施。

项目	内容	评分
主要治疗措施		□优秀 □良好 □合格 □不合格

 知识拓展

腰椎穿刺术

腰椎穿刺术具有简便易行，操作安全的优点，是神经科临床常用的检查方法之一，对神经系统疾病的诊断和治疗有重要价值。

腰椎穿刺术既可用于中枢神经系统炎症性疾病（如化脓性脑膜炎、结核性脑膜炎、病毒性脑膜炎、霉菌性脑膜炎、流行性乙型脑炎等）、脑血管意外（如脑出血、脑梗死、蛛网膜下腔出血等）和肿瘤性疾病的诊断与治疗（如中枢神经系统白血病等），也可用于测定颅内压了解蛛网膜下腔是否阻塞及进行椎管内给药等。但可疑颅高压、脑疝，可疑颅内占位病变，危重症（如休克），穿刺部位有炎症及严重凝血功能障碍的患者（如血友病）不宜使用。

项目十　神经系统疾病

课外阅读

夯实基础，勇攀高峰

在抗生素问世之前，人类在感染性疾病面前无力反抗，束手待毙，多少条鲜活生命因感染而逝去。青霉素的发现标志着抗生素时代的到来，是科学史上的奇迹，是药物治疗史上的宏伟篇章，被称为二战时期的三大发明之一。青霉素的发现是弗莱明、弗洛里和钱恩三位科学家多学科合作的智慧结晶。1945年三人同时获诺贝尔生理学或医学奖。

青霉素的发现全面诠释了科学研究的规律和真谛。科学探索的道路没有捷径，只有沿着崎岖小道艰辛攀登的人，才有希望到达光辉的顶点。在成功光环的背后，凝聚了科学家的心血。他们不仅要具备充实的大脑、敏锐的观察力，还要有坚定的信念、坚韧不拔的毅力，更离不开各学科的发展和团队的精诚协作。

步入神圣的医学学府，"健康所系，性命相托"的铮铮誓言，时刻激励我们不忘救死扶伤之初心。牢记医者仁心之使命，执着追求，砥砺前行，通过知识的积累和临床的实践不断充实，积累经验，历练观察力，发挥各学科优势，通力协作，攻坚克难，为祖国医药卫生事业的发展和人类身心健康奋斗终生！

自我检测

1. 患儿，男，6岁，发热2周，轻咳，精神差，一直静脉注射抗生素治疗，仍发热。近2日诉头痛，时有呕吐，突起抽搐，经用解痉剂、脱水剂好转后仍有间断抽搐。为明确诊断，首要进行的检查是（　　）

　　A. 血培养　　　　　　B. 血甲状旁腺激素　　　　C. 血钙测定
　　D. 脑脊液检查　　　　E. 脑电图

（2~3题共用材料）

患儿，女，8个月，因发热2天，抽搐2次，伴呕吐，吃奶量减少，喜哭，易怒就诊。母乳喂养。查体：精神差，前囟饱满，心肺腹无异常，发现肌张力增高。脑脊液检查：外观浑浊，白细胞 $1000×10^6/L$，中性粒细胞为主，糖 1 mmol/L，氯化物 107 mmol/L，蛋白质 2.0 g/L。

2. 针对以上资料，对该患儿最可能的诊断是（　　）

　　A. 病毒性脑膜炎　　　B. 结核性脑膜炎　　　　　C. 隐球菌性脑膜炎
　　D. 化脓性脑膜炎　　　E. 中毒性脑病

3. 针对病因，首选的治疗药物是（　　）

　　A. 阿昔洛韦　　　　　B. 异烟肼　　　　　　　　C. 甘露醇
　　D. 头孢曲松　　　　　E. 氟康唑

项目十一　心跳、呼吸骤停

实训目标

知识目标	1. 掌握心跳、呼吸骤停的抢救治疗措施 2. 熟悉心跳、呼吸骤停的临床表现 3. 了解心跳、呼吸骤停的病因
能力目标	1. 能够快速识别心跳、呼吸骤停 2. 能对患儿进行快速有效的心肺复苏
素质目标	1. 养成一丝不苟的学习、工作态度，认真对待、分析患儿的每一个细节 2. 提高处理问题能力、灵活应变能力以及团队合作能力

实训方法

1. 观看心肺复苏术视频。
2. 教师对心肺复苏术进行讲解和演示。
3. 分组练习，每2名学生为一组，按照儿童心肺复苏的步骤和评分标准对模拟人进行急救练习，由1名学生主要操作，另1名学生配合并注意观察主操作者的动作是否规范。

实训准备

实训室、儿童心肺复苏模拟人。

实训内容

儿童心脏、呼吸骤停主要表现为心跳、呼吸突然停止，意识丧失或抽搐，大动脉搏动消失，血压测不出。通常先呼吸骤停，继而心脏停搏，两者伴随出现，互为因果。本症为儿科危急重症，需紧急心肺复苏（CPR）抢救，否则会很快危及生命。

项目十一 心跳、呼吸骤停

一、病因

(一)呼吸骤停的原因

(1)呼吸系统疾病:急性气道阻塞、严重肺部疾患(如重症肺炎、呼吸窘迫综合征等)、火灾中或其他化学物质引起气道烧伤、呼吸衰竭、胸廓损伤或张力性气胸。

(2)意外损伤及中毒:溺水、颈部绞缢、药物中毒和过敏。

(3)中枢神经系统疾病:惊厥、颅脑损伤、脑水肿、脑疝、颅内感染或肿瘤等。

(4)肌肉及周围神经疾病:重症肌无力、进行性肌营养不良症、晚期皮肌炎、吉兰-巴雷综合征等。

(5)代谢性疾病:新生儿低血糖、新生儿低钙血、甲状腺功能减退等。

(6)婴儿猝死综合征。

(二)心搏骤停的原因

(1)继发于呼吸衰竭或呼吸停止:如窒息、肺炎、溺水、气管异物等,是小儿心搏骤停最常见的原因。

(2)循环系统疾病:如休克、先天性心脏病、心肌炎、心包炎、严重心律失常、心力衰竭等。

(3)药物过敏、中毒与意外损伤:如青霉素过敏、各种药物或毒物中毒、镇静剂过量、颅脑及胸部外伤、烧伤、电击伤等。

(4)各种治疗、操作和麻醉意外:心包穿刺、纤维支气管镜和心导管等检查、心脏手术、气管插管术或气管切开术、麻醉等导致的意外。

(5)严重酸碱失衡和电解质紊乱:如低钾血症、高钾血症、严重酸中毒等。

(6)咽-心反射:咽部受刺激导致迷走神经张力增加。

(7)婴儿猝死综合征。

二、诊断

(1)突然出现昏迷,可伴有抽搐。

(2)面色灰暗或发绀,瞳孔散大。

(3)大动脉搏动消失。

(4)心音消失或心动过缓。

(5)呼吸停止或严重呼吸困难。

(6)心电图显示等电位线、电机械分离或心室颤动等。

一般患儿突然昏迷及大动脉搏动消失即可诊断。但在紧急情况下,触诊不确定有无大动脉搏动亦可拟诊(10秒),不必反复触摸脉搏或听心音,以免延误抢救时机。

三、治疗

心跳、呼吸骤停后最佳的生存率和生命质量取决于心肺复苏。心跳、呼吸骤停抢救必须争分夺秒,立即进行复苏,以保证心、脑等重要器官的血流灌注及氧气供应。现场复苏是心肺复苏最关键的部分。

婴儿和儿童心肺复苏程序为 C - A - B,其中 C 指重建循环(circulation),A 指开放气道(airway),B 指建立呼吸(breathing/ventilations)。

(一)重建循环

(1)胸外心脏按压:将患儿仰卧于硬板床上。

(2)按压部位:婴儿为乳头连线下方胸骨,儿童为胸骨下半部。

(3)按压深度(胸骨下陷深度):婴儿为 3~4 cm,儿童为 4~5 cm,按压频率至少100次/分。

(4)按压方法:婴儿可采用双手环抱拇指按压法或双指按压法。①双手环抱拇指按压法:两手掌及四手指托住两侧背部,双手大拇指按压胸骨下1/3处(见图11-1)。②双指按压法:两手指置于乳头连线下方,按压胸骨(见图11-2)。儿童可采用单手按压法或双手按压法。①单手按压法:手掌根部置于胸骨下半段,手掌根的长轴与胸骨的长轴一致(见图11-3);②双手按压法:手掌根部重叠放在另一手背上,十指相扣,下面手的手指抬起,使手掌根部垂直按压胸骨下半部(见图11-4)。

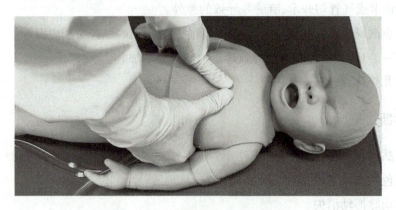

图11-1 婴儿双手环抱拇指按压法

项目十一　心跳、呼吸骤停

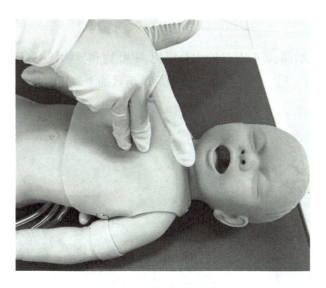

图 11-2　婴儿双指按压法

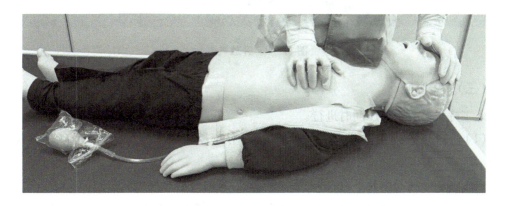

图 11-3　儿童单手按压法

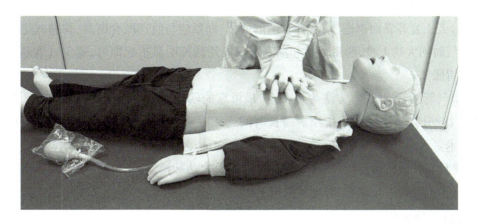

图 11-4　儿童双手按压法

(二)开放气道

清除患儿口腔、咽部、鼻腔及气管中分泌物、呕吐物和异物,使头后仰并抬高下颏,保持气道通畅(见图 11-5)。应注意防止舌根后坠所致的上气道阻塞。

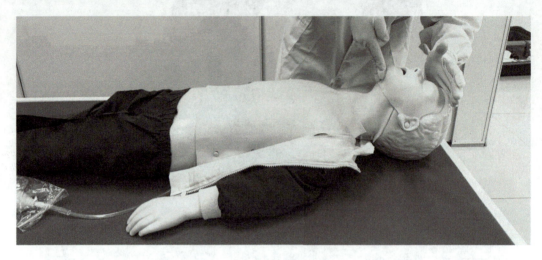

图 11-5 开放气道

(三)人工呼吸

人工呼吸与心脏按压同时进行。

(1)口对口人工呼吸:1 岁内婴儿采用口对口鼻人工呼吸,儿童采用口对口人工呼吸。

操作者一手托起患儿下颏,另一手捏其鼻孔,深吸气后对准患儿口腔(口鼻)吹气,然后放松鼻孔,让肺内气体自然排出。婴儿及儿童单人复苏和双人复苏的心脏按压与人工呼吸次数比例分别为 30:2 和 15:2。

(2)人工复苏囊面罩通气:选择合适的面罩,面罩应与脸部贴合密封,保持气道开放,每次通气时间大约 1 秒,所用力量和潮气量以能使胸部明显抬起即可,避免过度通气,还应防止胃胀气。

(3)气管插管通气:本方法为最安全、最可靠的辅助通气方法,通气频率 6~8 秒/次(8~10 次/分),不中断胸外按压。需长时间人工呼吸、气道狭窄和插管困难者,可行气管切开术。

心肺复苏、重建循环有效的标志为:①可扪及大动脉搏动;②口唇、甲床转红润;③闻及心音;④扩大的瞳孔缩小,对光反射恢复。

(四)药物治疗

在心肺复苏同时,应尽快建立静脉通道。首选给药途径为静脉,其次为骨髓。骨髓内给药,穿刺部位为胫骨粗隆内下方 1~1.5 cm。

(五)心电图监护(electrocardiography,E)

在心肺复苏同时,行心电图监护,有助于明确导致心搏骤停可能的原因和心律失常类型,以便抢救和用药选择。

(六)电击除颤复律(fibrillation,F)

首次除颤能量用 2 J/kg,若需第 2 次除颤,电击能量至少为 4 J/kg,但不超过 10 J/kg。除颤无效时,要注意纠正酸中毒、低氧血症。

(七)复苏后处理(postresuscitation stabilization,P)

继续监护治疗,维持有效循环和心肺功能稳定,积极寻找原发病因并及时治疗,正确进行脑复苏。

标准化患儿

患儿,男,2 岁,先天性心脏病室间隔缺损修补术后 4 小时,忽然出现呼吸、心跳停止,意识丧失,大动脉搏动消失,血压测不出。根据患儿病情,确定患儿治疗方案并实施。

程序	规范项目	分值	评分标准	得分
操作前准备	准备:洗手、戴口罩,衣帽整洁,戴无菌手套	4 分	未洗手扣 1 分;未戴手套扣 1 分;衣帽不整洁扣 1 分;未戴手套或戴手套时接触手套外面扣 1 分	
	用物准备:血压计、听诊器、电筒、清洁弯盘内放一长条纱布和一单层纱布及污物碗一个、硬板床、急救药物、除颤仪、心电监护仪	8 分	未准备一件扣 1 分	
	评估: (1)评估环境对抢救者和患儿是否安全(2 秒); (2)判断患儿意识(3 秒):通过轻拍、呼唤、看瞳孔判断患儿意识; (3)判断患儿呼吸(5 秒):适当暴露患儿的胸部,通过看胸廓有无起伏,侧耳听患儿鼻息,用听诊器听呼吸音来判断患儿有无呼吸;	6 分	未做一项扣 2 分;时间未在规定范围内扣 2 分	

续表

程序	规范项目	分值	评分标准	得分
操作前准备	(4)判断患儿动脉搏动(5~10秒):①婴儿触摸肱动脉。婴儿颈部短而胖,快速确定颈动脉搏动位置较困难,可以触摸肱动脉(肱动脉搏动位于上臂内侧,肩与肘之间)。②儿童触摸颈动脉,颈动脉是最易触到的中央动脉。a.颈动脉位置:气管与胸锁乳突肌之间。b.触摸颈动脉方法:将2个手指,一般是示指和中指放于甲状软骨处(喉结),滑向一侧,胸锁乳突肌前缘的凹陷处。 (5)大声呼叫:大声呼叫"患儿心搏骤停"并召唤救护组	4分	未做一项扣2分;时间未在规定范围内扣2分	
操作流程	心脏按压紧急心肺复苏 (1)连吹两口气后,立即进行胸外心脏按压; (2)按压部位:救护者跪于患儿右侧,年长儿定位为胸骨中下1/3交界处,婴幼儿定位为双乳连线与胸骨垂直交叉点下方1横指; (3)按压手法:对较大儿童,救护者可将一手掌根部放于按压部位,另一手平行重叠于此手背上,十指交叉,只以掌根部接触按压部位,双臂位于患儿胸骨的正上方,双肘关节伸直,利用上身重量垂直下压。抢救幼儿时,救护者可将一手手掌下压;对于婴儿,则采用环抱法,双拇指重叠下压,一手示指、中指并拢下压; (4)下压深度:婴幼儿下压4 cm,儿童下压大约5 cm; (5)按压频率:100次/分,按压时用力均匀、平稳、有规律,放松时手掌根部不能离开胸壁,按压同时观察患儿的面色; (6)按压中断时间小于10秒; (7)胸外按压与人工呼吸之比为30∶2,周而复始,每次按压前应先定位; (8)5个循环后再补吹两口气作为结束,之后使患者头部复位,纱布清洁口周,初步判断复苏效果(呼吸、心跳),口述复苏成功; (9)若5个循环后心跳未恢复,使用除颤仪,除颤能量用2 J/L,若需要2次除颤则电击能量至少升至4 J/L(口述); (10)除颤后立即恢复心肺复苏(口述); (11)进行进一步生命支持(口述)	28分	每次按压未定位、定位错误每次扣2分;掌根未紧贴胸部、手掌离开胸壁每循环扣1分;手指未翘起,接触胸壁每循环扣1分;肘关节屈曲每循环扣1分;未垂直按压每循环扣1分;按压深度过深或过浅每循环扣1分;用力不均匀、无冲击感、胸骨未迅速复原,每循环扣1分;按压频率错误扣4分;按压与呼吸比错误每循环扣2分;未初步判断复苏效果每项扣2分;未口述"复苏成功"扣2分;未使患儿头部复位、未用纱布清洁口周、污染纱布放置不规范,未用衣物为患儿适当遮盖各扣0.5分;未使用除颤仪扣2分	

项目十一　心跳、呼吸骤停

续表

程序	规范项目	分值	评分标准	得分
操作流程	畅通呼吸道 A (1)将头偏向一侧,用长条纱布清除口腔、鼻腔、咽部分泌物,污染纱布放置污物碗内,头部复位; (2)开放气道:仰头抬颏法,头稍后仰,以保持气道平直	10分	未使用硬板床扣1分;患儿体位不正确扣1分;未松解衣服并将裤腿退下扣1分;未清理口腔、鼻腔、咽部各扣1分;污染物未放回污物碗扣1分;头部未复位扣1分;未使气道平直扣2分	
	人工呼吸 B1 (1)口对口人工呼吸(较大儿童):一手拇、示指捏紧患儿鼻孔,其余手指置于患儿前额部,用一单层纱布覆盖患儿口部,术者呼吸后对准患儿口腔将气体吹入,此时可见患儿上胸抬起。吹毕,松开鼻孔,侧转换气,注意观察胸廓复原情况; (2)口对口鼻人工呼吸(婴幼儿):吹气时将婴儿口鼻包紧,无漏气; (3)频率:儿童为18～20次/分,婴儿为30～40次/分	10分	未盖单层纱布、纱布盖住鼻孔每次扣1分;掰开口腔手法错误每次扣1分;操作者未侧头换气、未吸气每次各扣1分;吹气漏气、潮气量不足(胸廓起伏小)、胸廓无隆起、吹气无效未补吹气每次扣1分;未松开鼻孔每次扣1分;未侧耳试患者气息、未观察胸部起伏情况每次扣1分;吹气频率错误每次扣1分;未按频率吹起扣2分	
	复苏气囊和面罩的使用 B2 (1)选择气囊,接上氧源,选择合适型号的面罩; (2)检查气囊压力、减压阀性能等; (3)站在患儿的一侧或头部,将患儿的头部摆正到鼻吸气位; (4)将气囊和面罩放置在患儿面部,查气道密闭性,面罩覆盖住口鼻,并托颌保证气道通畅,采取 EC 钳方式进行球囊-面罩通气,用正确压力通气2或3次,观察胸廓扩张情况; (5)正压人工呼吸30秒,频率40～60次/分,胸部略见起伏,用听诊器听心率6秒,评价	15分	未选择气囊,接上氧源,选择合适型号的面罩扣1分;未检查气囊压力、减压阀性能扣1分;未站在病儿的一侧或头部,将病儿的头部摆正到鼻吸气位扣1分;未气囊和面罩放置在病儿面部,查气道密闭性,采取 EC 钳方式进行球囊面罩通气用正确压力通气2～3次,观察胸廓扩张情况 扣3分;未正确正压人工呼吸30秒,频率40～60次/分,胸部略见起伏,用听诊器听心率6秒,评价扣3分;未检查氧流量5升/分扣1分;面罩不可压在面部,不可将手指或手掌至于患儿眼部,否则扣1分	

续表

程序	规范项目	分值	评分标准	得分
评价复苏效果	(1)再次判断患儿颈动脉(股动脉或肱动脉)搏动及呼吸； (2)口述：患儿经抢救心跳、呼吸恢复，面色、口唇、甲床转红润，并口述具体时间； (3)扣好衣扣、腰带，盖好盖被，简短交流，给予患儿安慰； (4)继续观察患儿意识、生命体征、尿量变化，给予进一步高级生命支持	8分	少判断一项各扣1分；查看末梢血液循环方法错误、查看瞳孔及角膜未翻开眼睑各扣0.5分；卧位不舒适各扣1分；缺乏爱护伤者观念扣2分；口述内容缺一扣0.5分	
整理用物记录	(1)清洗双手，在护理记录单上记录抢救开始时间、过程、效果、患儿反应、结束时间，签全名； (2)整理用物：对物品进行分类处理，纱布放入医疗垃圾桶内，弯盘放入污物区待消毒	5分	一项用物分类不正确扣1分；一项记录不完整扣1分	
质量评定	操作过程中关爱患者	1分	动作粗暴扣0.5分	
	操作熟练程度	1分	根据团队配合默契程度酌情给分	
总分		100分		

考官签名： 用时： 学生签名：

 注意事项

(1)口对口人工呼吸时，吹气前不用深吸气，以患儿胸廓有起伏为准，避免过度充气。

(2)胸外按压时，要确保足够的频率及深度，尽可能不中断胸外按压。如需中断最多不超过5秒。每次胸外按压后要让胸廓充分的回弹，以保证心脏得到充分的血液回流。

(3)胸外按压时，肩、肘、腕在一条直线上，并与患儿身体长轴垂直。按压时，手掌根部不能离开胸壁。

(4)根据患儿年龄选择合适的面罩，以面罩能包绕鼻梁和唇下区域，密闭性良好为宜。

项目十一　心跳、呼吸骤停

课外阅读

生命的拥抱——海姆立克急救法

急性呼吸道异物堵塞在生活中并不少见,由于气道堵塞后患者无法进行呼吸,故可能致人因缺氧而意外死亡。海姆立克腹部冲击法是美国医生海姆立克先生发明的。1974年他首先应用该法成功抢救了一名因食物堵塞了呼吸道而发生窒息的患者,从此该法在全世界被广泛应用,拯救了无数患者,其中包括美国前总统里根、纽约前市长埃德、著名女演员伊丽莎白·泰勒等。因此,该法被人们称为"生命的拥抱"。

施救时,操作者首先以前腿弓,后腿蹬的姿势站稳,使患者坐在操作者弓起的大腿上,并让其身体略前倾。然后将双臂分别从患者两腋下前伸并环抱患者。左手握拳,右手从前方握住左手手腕,使左拳虎口贴在患者胸部下方、肚脐上方的上腹部中央,形成"合围"之势,然后突然用力收紧双臂,用左拳虎口向患者上腹部内上方猛烈施压,迫使其上腹部下陷。这样由于腹部下陷,腹腔内容上移,迫使膈肌上升而挤压肺及支气管,每次冲击可以为气道提供一定的气量,从而将异物从气管内冲出。施压完毕后立即放松手臂,再重复以上操作,直到异物被排出。

以上方法对于3岁以下儿童,操作较为不便,甚至有可能造成患儿的二次损伤。因此对于3岁以下儿童,如果发生气道阻塞导致窒息,可将患儿俯卧于操作者膝盖上,使患儿头部尽可能低于膝盖平面,右手迅速拍击患儿后背1～5次,此时,有可能使患儿气道内的异物经口排出。

据不完全统计,我国每年因吞咽异物或气管异物阻塞等意外而导致死亡的儿童近3000多例,这是一个多么可怕的数字! 日常生活中,我们应该掌握一些生活常识和一些常用的急救方法,经常模拟实践,努力把学到的知识运用到生活中去,帮助身边人,让我们的生活变得更美好。

自我检测

1. 小儿心肺复苏时,胸外按压速率是(　　)
   A. 100～120 次/分　　　　B. 100～110 次/分　　　　C. 80～120 次/分
   D. 100～150 次/分　　　　E. 120～150 次/分

2. 小儿心肺复苏时,按压幅度至少为胸部前后径的(　　)
   A. 1/4　　　　　　　　　B. 1/3　　　　　　　　　C. 1/2
   D. 3/5　　　　　　　　　E. 2/3

3. 判断动脉搏动时间为（　　）
A. 6 秒
B. 5 秒
C. 6~10 秒
D. 10~15 秒
E. 12~15 秒

下 篇

任务解析与指导

下篇

王名家的论辩

项目一 儿童保健任务解析与指导

【任务解析与指导】

任务一

（1）尽量争取儿童的配合，以免影响测量精确度。

（2）测量过程中注意保护儿童，防止意外发生。

（3）测量完毕后及时为儿童穿好衣物，防止感冒。

（4）测量完毕进行体格评价，并将结果告知家长。

任务二

该儿童6个月，属于婴儿，社区医务人员要提供婴幼儿健康管理，时间分别在3月龄、6月龄、8月龄、12月龄、18月龄、24月龄、30月龄、36月龄时，共8次。有条件的地区，建议结合儿童预防接种时间增加随访次数。服务内容包括询问上次随访到本次随访之间的婴幼儿喂养、患病情况等，进行体格检查，做生长发育和心理行为发育评估，进行科学喂养（合理膳食）、生长发育、疾病预防、预防伤害、口腔保健等健康指导。在婴幼儿6~8月龄、18月龄、30月龄时，分别进行1次血常规（或血红蛋白）检测。在6月龄、12月龄、24月龄、36月龄时，使用行为测听法分别进行1次听力筛查。在每次预防接种前均要检查有无禁忌证，若无，体检结束后接受预防接种。

任务三

（1）体格测量：测量并记录体重、身高、头围。体重、身高实测的具体数值需根据国家卫生健康委员会（简称国家卫健委）选用的儿童生长发育评价标准，判断儿童体格发育情况，并将其按照上、中、下进行分级。

（2）体格检查：检查并记录婴幼儿面色是否红润，有无黄染或其他异常；皮肤有无皮疹、浅表淋巴结有无肿大等；前囟大小；颈部有无包块；眼睛有无结膜充血等；外耳有无湿疹、畸形，外耳道有无异常分泌物；是否出牙及出牙的数目；胸部查体是否闻及心脏杂音，肺部呼吸音有无异常；腹部查体肝、脾触诊有无异常；有无脐疝；上、下肢活动是否良好且对称；有无佝偻病可疑症状及体征，如夜惊、多汗、烦躁、串珠肋、肋软骨沟、鸡胸、佝偻病手足镯、颅骨软化、方颅等；肛门及外生殖器检查，男孩有无阴囊水肿，有无鞘膜积液，有无隐睾；女孩有无阴唇粘连，肛门是否完整且无畸形。

(3)辅助检查：8月龄的婴儿需测血常规(血红蛋白)。

(4)户外活动：询问并记录婴幼儿在户外活动的平均时间(小时/天)。

(5)服用维生素D的情况：记录婴幼儿服用维生素D的名称、每日剂量。

(6)进行发育评估：记录婴幼儿听到声音的应答情况，能否区分生人和熟人，是否会伸手抓物，紧握拳头是否会松开，能否扶坐等发育情况。

(7)患病情况：询问有无肺炎、腹泻及外伤。

(8)预防接种：询问并记录完成国家免疫规划疫苗相应剂次的接种情况。

【自我检测答案】

1.D　2.A　3.D　4.A

项目二　营养及营养障碍性疾病任务解析与指导

【任务解析与指导】

任务一

根据患儿年龄及主诉,考虑维生素 D 缺乏性佝偻病可能性较大。问诊时应重点询问有无维生素 D 缺乏性佝偻病的其他临床表现,是否存在导致维生素 D 缺乏的病因,如围生期维生素 D 摄入不足、日照不足、喂养不当、疾病影响等。

一、问诊要点

1. 现病史

①询问起病时间、缓急、可能的诱因或原因。②注意症状出现的先后顺序及特点。③上述症状加重或缓急的影响因素,病情的发展与演变。④有无其他伴随症状,是否观察到某些特殊行为,诊疗经过。⑤询问患儿一般情况,如精神状态、食欲、大小便、睡眠等有无改变。

2. 个人史(儿科病史中最具特征性的部分)

①询问患儿的出生史,如患儿母亲的孕期和分娩情况,包括孕期饮食情况,有无经常到户外活动、晒太阳,分娩时是否早产、生产方式等。②询问患儿的喂养史,如喂养方式,添加辅食的时间、品种及数量,有无在食物中添加或补充维生素 D(了解喂养情况对疑有营养性疾病的患儿尤为重要)。③询问患儿的生长发育史。④询问患儿的预防接种史。⑤询问患儿的生活史,如家庭居住情况,患儿户外活动和晒太阳的情况。

3. 既往史

询问患儿既往患过何种疾病、患病时间和治疗效果。

4. 其他

询问患儿传染病接触史、家族史等。

二、问诊注意事项

(1)病史询问过程中应态度和蔼,语言通俗易懂,注重与家长的沟通,关心家长与患儿,取得患儿和家长的信任。不可有先入为主的思想,尤其不能用暗示性的言语或语气诱导家长回答自己主观期待的答案。

(2)记录病史时,不应边问边记、全部书写,而应在询问病史时记录重点内容,之后加以整理分析,再详细记录。遇到危重患儿应边检查边询问,及时抢救,待患儿病情稳定后再详细询问并记录。

(3)尊重患儿和家长的隐私,并为其保密。

任务二

一、体格检查

1.一般检查

观察患儿的营养和生长发育情况、神志及精神状态、对周围事物的反应情况、体位及行走姿势、有无特殊面容等。

2.一般测量

测量患儿的体温、呼吸、脉搏、血压、体重等。

3.皮肤和皮下组织

观察患儿的皮肤颜色、有无皮疹及其他异常;触摸皮肤温度、湿度、弹性、皮下组织的厚度、有无皮下结节等。

4.淋巴结

检查患儿的浅表淋巴结有无肿大。

5.头部

(1)头面部:检查患儿的头颅大小、形状,有无畸形,测量头围;检查前、后囟及骨缝大小、有无凹陷或隆起;检查有无枕秃、颅骨软化等。注意观察面部表情、眼距宽窄、有无特殊面容等。

(2)眼、耳、鼻:检查患儿的眼球运动情况,有无眼球突出、震颤,有无斜视,瞳孔大小及对光反射,有无眼睑水肿、结膜充血、巩膜黄染等。耳郭有无畸形,外耳道有无异常分泌物,听力是否正常等。观察鼻形,检查鼻腔通气情况,有无分泌物等。

(3)口腔:检查患儿的口唇黏膜色泽、有无出血及溃疡等,检查牙齿数目及龋齿数,伸舌有无震颤、舌质、舌苔颜色,扁桃体是否肿大,咽部有无充血、溃疡等。

6.颈部

检查患儿的颈部姿势及活动度,气管是否居中及有无畸形,有无颈动脉搏动,有无颈肌张力增高或迟缓等。

7.胸部

(1)胸廓:注意检查有无鸡胸、漏斗胸、肋膈沟、肋缘外翻、肋骨串珠等胸廓畸形,胸廓双侧是否对称,有无肋间隙饱满、凹陷、增宽及变窄,心前区有无隆起及呼吸运动异常。

(2)肺部:通过视、触、叩、听检查患儿肺部,检查呼吸运动、叩诊音有无异常,有无异常呼吸音和干、湿啰音等。

（3）心脏：视、触、叩、听检查患儿心脏，包括心率，心尖冲动的位置、强度和范围等，检查有无心界异常、心音异常和杂音等。

8. 腹部

视诊患儿腹部外形，观察有无肠型和蠕动波；触诊腹部是否柔软，有无压痛（注意观察患儿表情反应），有无肝脾肿大；听诊肠鸣音情况。

9. 脊柱和四肢

检查患儿脊柱的活动度、躯干与四肢的比例，有无脊柱侧弯、O形腿、X形腿等畸形，有无佝偻病手足镯、杵状指（趾）等。

10. 肛门和外生殖器

注意观察患儿的肛门和外生殖器有无畸形。

11. 神经系统

观察患儿的神志、精神状态、面部表情、反应灵敏度等，检查神经反射和脑膜刺激征。

二、体格检查注意事项

（1）和患儿建立良好的关系。微笑，用表扬语言鼓励患儿或用手轻轻抚摸患儿，也可用玩具逗患儿玩耍，以消除或减少患儿恐惧，取得患儿的信任和合作；同时观察患儿的精神状态、对外界的反应及智能情况。

（2）为增加患儿的安全感，检查时应尽量让患儿与家人在一起，婴幼儿可坐或躺在家长的怀里检查。检查者应顺应患儿的体位。

（3）检查的顺序可根据患儿当时的情况灵活掌握。安静时，先检查心肺听诊、心率、呼吸次数或腹部触诊等易受哭闹影响的项目。容易观察的部位随时查，如四肢、躯干、骨骼、全身浅表淋巴结等；对患儿有刺激、不易接受的部位最后检查，如口腔、咽部等，有疼痛的部位也应放在最后检查。

（4）检查时，检查者应态度和蔼，动作轻柔，双手及所用听诊器胸件要温暖。检查过程中既要全面仔细，又要注意保暖，不要过多暴露患儿身体部位，以免着凉。

（5）防止交叉感染。检查前后要清洁双手，使用一次性或消毒后的检查器具；检查者的工作衣和听诊器要勤消毒。

任务三

一、分析患儿问诊和体格检查结果

多汗、夜啼等症状对临床诊断特异性较差，但结合患儿年龄及其他临床表现，考虑为维生素 D 缺乏性佝偻病的神经兴奋性增高的表现。患儿方颅、前囟约 1.5 cm×1.5 cm、肋骨外翻、肋膈沟等表现均支持维生素 D 缺乏性佝偻病激期的骨骼改变。患儿 4 个月会抬头,6个月会翻身,8个月会坐,10个月出牙,11个月会爬,现可扶走,不能独走。动作发育落后,支持维生素 D 缺乏性佝偻病激期全身肌肉松弛表现。分析患儿患病原因:①35^{+3}周早产,出生时体内维生素 D 储备不足。②10个月后开始少量室外活动,日光照射不足。③母乳喂养,出生后3个月间断服用维生素 D 制剂,服用不规律,经常漏服,维生素 D 摄入不足。④患儿为早产儿、低出生体重儿,出生后生长发育更快,维生素 D 需求更多。⑤出生后6~12个月反复腹泻4次,每次4~6天,维生素 D 的吸收受到影响。

二、实验室检查和辅助检查计划

为进一步明确诊断,需完善血常规检查、血液生化检查、血清 25-(OH)D$_3$及腕部 X 线片等检查。

任务四

血常规正常;碱性磷酸酶 884 U/L,提示碱性磷酸酶升高;血清钙 1.98 mmol/L,提示血清钙减低;血清磷 0.98 mmol/L,提示血清磷降低。血清 25-(OH)D$_3$:12.63 ng/mL(正常值≥30 ng/mL),提示明显减低;腕部 X 线片示长骨钙化带消失,干骺端呈毛刷样、杯口样改变,骨骺软骨盘增宽,骨质稀疏,骨皮质变薄,符合维生素 D 缺乏性佝偻病的骨骼改变特点。

任务五

一、初步诊断

维生素 D 缺乏性佝偻病(激期或活动期)。

二、诊断依据

(1)患儿为35^{+3}周早产,出生体重 2.15 kg,室外活动少,出生后母乳喂养,出生后3个月间断服用维生素 D 制剂(服药不规律,经常漏服),6个月开始逐渐添加辅食,6~12个月反复腹泻4次,每次4~6天。

(2)神经兴奋增高的表现:易激惹、夜间啼哭、多汗。运动发育迟缓表现:4个月会抬头,6个月会翻身,8个月会坐,11个月会爬,现不能独走。

(3)查体:方颅,前囟约1.5 cm×1.5 cm。肋骨外翻,可见肋膈沟。

(4)实验室检查和辅助检查:血液生化检查见碱性磷酸酶 884 U/L,血清钙 1.98 mmol/L,血清磷 0.98 mmol/L,血清 25-(OH)D$_3$ 12.63 ng/mL。腕部 X 线片示长骨钙化带消失,干骺端呈毛刷样、杯口样改变,骨骺软骨盘增宽,骨质稀疏,骨皮质变薄。上述实验室检查及 X 线片支持维生素 D 缺乏性佝偻病(活动期)诊断。

三、鉴别诊断

(1)维生素 D 缺乏性手足搐搦症:因维生素 D 缺乏,甲状旁腺代偿功能不足,导致血清钙离子浓度降低,神经肌肉兴奋性增高,出现惊厥、手足搐搦或喉痉挛等表现,多见于2

岁以下儿童。

(2)甲状腺功能减退:出生后2~3个月开始出现甲状腺功能不足现象,如生长发育迟缓、出牙迟、前囟大且闭合晚、体格明显矮小等与佝偻病相似的症状。但甲状腺功能减退的患儿智力明显低下,有特殊外貌,通过血清促甲状腺激素测定可进行鉴别。

(3)黏多糖病:黏多糖代谢异常时,常多器官受累,可出现多发性骨发育不全,如头大、头型异常、脊柱畸形、胸廓扁平等体征。此病除临床表现外,主要依据骨骼的X线变化及尿中黏多糖的测定结果做出诊断。

任务六

一、治疗

(1)活动期治疗:补充维生素D,以口服为主,剂量为2000~4000 U/d,1个月后改为预防量(400 U/d),同时补给钙剂,每次0.5~1 g,每日2或3次。

(2)恢复期治疗:多晒太阳,合理喂养,改善营养。冬春季节如不能保证足够的日晒量,可口服维生素D预防量。

(3)后遗症的矫形治疗:轻度骨骼畸形在治疗后可自行恢复或在生长过程中自行矫正。

(4)合理营养:及时添加辅食,改牛奶喂养为配方奶粉喂养,供给富含蛋白质、维生素D和钙的食物,多到户外活动,多晒太阳。

二、预防

(1)胎儿期:孕妇应经常到户外活动,多晒太阳;饮食应含有丰富的维生素D、钙、磷和蛋白质等营养物质;防治妊娠并发症,对患有低钙血症或骨软化症的孕妇应积极治疗;冬春季妊娠或体弱多病者,可于妊娠后期适当补充维生素D和钙剂。

(2)新生儿期:提倡母乳喂养,如无法母乳喂养,首选配方奶粉;尽早开始晒太阳;对早产儿、双胎儿、人工喂养儿或冬季出生的婴儿可进行药物预防,一般于出生后1~2周开始,坚持每日口服维素D 500~100 U。不能坚持者,可给予维生素D 15万~20万U肌内注射1次。

(3)婴儿期:提倡母乳喂养,及时添加辅食,多晒太阳,对体弱儿或在冬春季节接触日光较少者,应口服或肌内注射维生素D预防。

(4)幼儿期:多晒太阳是最简单、最有效的方法,如冬春季节接触日光少,可适当补充维生素D。

【自我检测答案】

1.C 2.A 3.D 4.B

项目三　新生儿窒息复苏任务解析与指导

【任务解析与指导】
略。
【自我检测答案】
1. B　2. E　3. D

项目四

感染性疾病任务解析与指导

【任务解析与指导】

任务一

对于发热伴皮疹患儿,主要考虑以下几种疾病。

(1)感染性疾病:常见出疹疾病,如麻疹、水痘、手足口病等。

(2)非感染性疾病:如川崎病等。

如要进一步诊断、明确疾病类型,还需进行详细的问诊、体格检查、实验室检查和辅助检查来综合判断。

一、问诊要点

1. 现病史

(1)起病时间、起病缓急、可能的诱因或原因,如发病之前有无受凉、过度劳累、接触类似症状的患者等。

(2)主要症状的特点。

①出疹的时间:麻疹前驱期常持续3~4天;皮疹一般在发热后3~4天出疹;水痘常在前驱期症状出现后1~2天出疹;幼儿急疹在发热3~5天出疹,热退疹出。

②出疹的顺序各有不同:麻疹为头面部—颈—躯干—四肢,水痘为头面部—躯干—四肢,手足口病为手、足、口、臀四个部位(被称为"四部曲")出疹。

③皮疹特点:麻疹多为红色斑丘疹,疹间皮肤正常;水痘多为斑疹、丘疹、疱疹、结痂;手足口病多为斑丘疹和疱疹,皮疹具有不痛、不痒、不结痂、不结疤的"四不"特点。

(3)患儿上述症状加重或缓解的因素,病情发展的趋势。

(4)其他伴随症状:麻疹可伴有咳嗽、流涕、流泪等卡他症状;水痘可有低热、不适、厌食;手足口病可伴有咳嗽、流涕、食欲不振等症状。

(5)诊疗经过。

(6)患儿病后一般情况:如精神状态、食欲、大小便、睡眠等有无改变。

2. 个人史

出生史、喂养史(喂养方式以及添加辅食的时间、品种及数量)、生长发育史、预防接种史、生活史。

3. 既往史、传染病接触史

详细了解患儿有无传染性疾病接触史，询问患儿身边有无其他人有类似的症状，如有，应进一步询问其诊治经过。

二、问诊注意事项

(1) 病史询问过程中应态度和蔼，语言通俗易懂。注重与家长的沟通，关心家长与患儿，取得患儿和家长的信任。不可有先入为主的思想，尤其不能用暗示性的语言或语气诱导家长回答自己主观期待的答案。

(2) 记录病史时，不应边问边记、全部书写，而应在询问病史时记录重点内容，之后加以整理分析，再详细记录。遇到危重患儿应边检查边询问，及时抢救，待患儿病情稳定后再详细询问并记录。

(3) 尊重患儿和家长的隐私，并为其保密。

任务二

一、体格检查要点

1. 一般状况

观察患儿的营养发育情况、神志、表情、对周围事物的反应、体位、有无脱水和特殊面容等。

2. 一般测量

测量体温、呼吸、脉搏、血压、体重等。

3. 皮肤和皮下组织

观察皮肤颜色、有无皮疹及其他异常，如有皮疹，注意皮疹的分布及形态；触摸皮肤温度、湿度、弹性和皮下组织的厚度，注意有无脱水。

4. 淋巴结

检查有无淋巴结肿大。

5. 头部

观察头颅外形，测量头围，检查前囟、后囟及骨缝大小、有无凹陷或隆起，有无枕秃、颅骨软化等；有无特殊面容；眼、耳、鼻有无异常分泌物和其他异常；口唇黏膜色泽，有无出血及溃疡等，是否有科氏斑（在第一磨牙所对应的颊黏膜上出现多个针尖大小的白色斑点，斑点周围有红晕）；牙齿数目；咽部有无充血、溃疡等，扁桃体是否肿大。

6. 颈部

颈部是否软，有无畸形；甲状腺有无肿大；气管位置是否正常等。

7. 胸部

注意观察胸廓有无畸形,双侧是否对称及运动情况;通过视、触、叩、听检查患儿肺部,包括呼吸运动,叩诊音,是否有异常呼吸音或啰音等;通过视、触、叩、听检查患儿心脏,包括心率,心尖冲动的位置、强度和范围,是否有心界异常、心音异常和异常杂音等。

8. 腹部

视诊腹部外形,观察有无肠型和蠕动波;触诊腹部是否柔软,有无压痛(注意观察患儿表情反应),有无肝脾肿大;听诊肠鸣音情况。

9. 脊柱、四肢、肛门和外生殖器

注意观察脊柱、四肢、肛门和外生殖器有无畸形。

10. 神经系统

观察患儿的神志、精神状态、面部表情、反应灵敏度等,检查神经反射是否存在,脑膜刺激征是否为阳性。

二、体格检查注意事项

(1)和患儿建立良好的关系。微笑,用表扬语言鼓励患儿或用手轻轻抚摸患儿,也可用玩具逗患儿玩耍,以消除或减少患儿恐惧,取得患儿的信任和合作;同时观察患儿的精神状态、对外界的反应及智能情况。

(2)为增加患儿的安全感,检查时应尽量让患儿与家人在一起,婴幼儿可坐或躺在家长的怀里检查。检查者应顺应患儿的体位。

(3)检查的顺序可根据患儿当时的情况灵活掌握。安静时,先检查心肺听诊、心率、呼吸次数或腹部触诊等易受哭闹影响的项目。容易观察的部位随时查,如四肢、躯干、骨骼、全身浅表淋巴结等;对患儿有刺激、不易接受的部位最后检查,如口腔、咽部等,有疼痛的部位也应放在最后检查。

(4)检查时,检查者应态度和蔼,动作轻柔,双手及所用听诊器胸件要温暖。检查过程中既要全面仔细,又要注意保暖,不要过多暴露患儿身体部位,以免着凉。

(5)防止交叉感染。检查前后要清洁双手,使用一次性或消毒后的压舌板;检查者的工作衣和听诊器要勤消毒。

任务三

根据患儿发热4天,体温最高达39 ℃,伴流涕、流泪,轻咳,有呼吸道卡他症状,1天前耳后及颜面部出现浅红色皮疹,压之褪色,渐蔓延至全身,查体见耳后、颜面及躯干部有淡红色斑丘疹,部分融合成片,符合麻疹的出疹顺序。左侧颈部可触及1枚0.5 cm×

0.5 cm淋巴结,质软,无粘连,提示淋巴结肿大;眼结膜充血,口唇红,口腔黏膜粗糙,颊黏膜上见多个针尖大小的白色斑点,出现麻疹黏膜斑;既往未接种麻疹疫苗,考虑麻疹可能性大,需完善血常规、C反应蛋白、肝功、肾功以及心肌酶、麻疹抗体 IgM、胸部 X 线正位片等相关检查。

任务四

白细胞 3.42×10^9/L,中性粒细胞 32.6%,淋巴细胞 60.1%,红细胞 4.5×10^{12}/L,血红蛋白 118 g/L,血小板 290×10^9/L,白细胞降低,淋巴细胞分类增高,提示病毒感染。麻疹抗体 IgM 阳性,提示麻疹病毒感染。

任务五

一、初步诊断

麻疹。

二、诊断依据

(1)患儿发热、流涕 4 天,皮疹 1 天。

(2)查体:耳后、颜面及躯干部可见淡红色斑丘疹,部分融合成片,眼结膜充血,口唇红,口腔黏膜粗糙,颊黏膜上见多个针尖大小的白色斑点。

(3)实验室检查:血常规示白细胞 3.42×10^9/L,中性粒细胞 32.6%,淋巴细胞 60.1%,红细胞 4.5×10^{12}/L,血红蛋白 118 g/L,血小板 290×10^9/L。麻疹抗体 IgM 阳性。

三、鉴别诊断

(1)水痘:由感染水痘-带状疱疹病毒导致,发热 1 天后出疹,皮疹呈向心性分布,最初为红色斑疹,伴痒感,继之发展为充满透明液体的水疱,渐破溃结痂,分批出现,同时存在不同期皮疹。

(2)手足口病:由肠道病毒 71 型引起,常急性起病,大多发热,可伴有咳嗽、流涕、食欲不振等症状,患儿手、足、臀部出现斑丘疹和疱疹,这些部位的皮疹具有不痛、不痒、不结痂、不结疤的"四不"特点。

(3)幼儿急疹:主要由人类疱疹病毒 6 型(HHV-6)引起,其他少见的病因有人类疱疹病毒 7 型(HHV-7)、柯萨奇病毒 A 和 B、埃可病毒、腺病毒和副流感病毒。多无前驱症状而突然发生高热,体温 39~40 ℃,发热 3~5 天后体温骤退,同时出现皮疹。皮疹呈红色斑疹、斑丘疹,很少融合,主要见于躯干、颈部、上肢。皮疹于 1~3 天后消退,无色素沉着,也无脱皮。

(4)风疹:由风疹病毒(RV)引起的急性呼吸道传染病,包括先天性感染和后天获得性感染。临床上以前驱期短、低热、皮疹,以及耳后、枕部淋巴结肿大为特征。一般病情较轻,病程短,预后良好。

(5)猩红热:为A组溶血性链球菌感染引起的急性呼吸道传染病。其临床特征为发热、咽峡炎、全身弥漫性鲜红色皮疹和疹退后明显的脱屑。少数患者患病后由于变态反应而出现心、肾、关节的损害。本病一年四季均可发生,尤以冬春季发病为多。

任务六

目前尚无特殊治疗麻疹的药物,主要采取对症治疗、加强护理和防治并发症等措施。

一、一般治疗

卧床休息,保持室内适当的温度、湿度和空气流通,避免强光刺激;保持衣服、口腔、眼部卫生;鼓励患儿多饮水,给予易消化和营养丰富的食物。

二、对症支持治疗

患儿发热,高热时给予物理降温或退烧药降温,但应避免急骤退热,特别是在出疹期。WHO推荐给予麻疹患儿补充大剂量维生素A,20万~40万U,口服,每日1次,连服2剂,可减少并发症的发生。

三、麻疹的预防

1. 控制传染源

对麻疹患者,应早发现、早诊断、早隔离。确诊患者应进行呼吸道隔离至出疹后5天,有并发症者应隔离至出疹后10天。对密切接触的易感者,应检疫3周。

2. 切断传播途径

在流行期间,易感者应当避免到人群聚集的场所。

3. 保护易感人群

(1)被动免疫:对麻疹的密切接触者,尤其是免疫功能低下的易感者,应在接触麻疹后的5天内给予肌内注射免疫球蛋白0.25 mL/kg,可以预防发病;如果在接触后5天注射,则只能减轻症状,且被动免疫效果只能维持3~8周。

(2)主动免疫:接种麻疹减毒活疫苗是预防麻疹最主要、最有效的措施。接种对象为8月龄以上、未患过麻疹的儿童,注射剂量为0.2~0.25 mL,皮下注射;接种后2周出现抗体,1个月达高峰,可维持4~6年。6岁时复种1次。

【自我检测答案】

1. D 2. E 3. C 4. E

项目五 呼吸系统疾病任务解析与指导

【任务解析与指导】

任务一

患儿主诉为"咳嗽10天",首先考虑呼吸系统疾病。支气管肺炎是小儿时期最常见的肺炎,全年均可发病,以冬春寒冷季节较多,营养不良、先天性心脏病、低出生体重儿、免疫缺陷者更易发生。如要进一步确诊疾病、明确类型,还需进行详细的问诊、体格检查、实验室检查和辅助检查来综合判断。

一、问诊要点

1. 现病史

详细询问本次患病的情况,包括主要症状、病情发展和诊治经过。

(1)主要症状:按照症状出现的先后顺序,询问患儿此次患病的起因、发生及发作时间、持续和间隔时间、发作特点、伴随症状、缓解因素和发展趋势等。该患儿的主要症状是咳嗽,应详细询问咳嗽的特点,包括持续性还是间断性,剧烈还是轻咳,单声还是连续性、阵发性咳嗽,有无鸡鸣样咳嗽,是否伴有咳痰,咳嗽在一天中何时较重;是否伴有发热,有无喘憋、呼吸困难、发绀等;有无消化道症状,如食欲减退、吐泻、腹胀等;有无神经系统症状,如烦躁、嗜睡、意识障碍、惊厥等。

(2)患病后小儿的一般情况,如精神状态、饮食、大小便、睡眠等。

(3)诊治经过:已经做过的检查和结果;已经进行治疗的患儿要询问用药情况,如药名、用法、剂量、用药时间、治疗效果及有无不良反应等。

2. 个人史

个人史包括出生史、喂养史、生长发育史。

3. 既往史

既往史包括既往患病史和预防接种史。

4. 其他

此外,还应询问传染病及传染病接触史。

二、问诊注意事项

(1)病史询问过程中应态度和蔼,语言通俗易懂。注重与家长的沟通,关心家长与患儿,取得患儿和家长的信任。不可有先入为主的思想,尤其不能用暗示性的语言或语气诱导家长回答自己主观期待的答案。

(2)记录病史时,不应边问边记、全部书写,而应在询问病史时记录重点内容,之后加以整理分析,再详细记录。遇到危重患儿应边检查边询问,及时抢救,待患儿病情稳定后再详细询问并记录。

(3)尊重患儿和家长的隐私,并为其保密。

任务二

一、体格检查内容

根据患儿主要症状,重点检查呼吸系统。

1. 一般状况

观察患儿的营养发育情况、神志、对周围事物的反应等。

2. 一般测量

测量体温、呼吸、脉搏、血压、体重等。

3. 皮肤和皮下组织

观察皮肤颜色,有无皮疹,触摸皮肤温度、湿度、弹性等。

4. 淋巴结

检查有无浅表淋巴结肿大。

5. 头部

观察头颅外形,有无特殊面容;眼、耳、鼻有无异常分泌物;口唇及口腔黏膜的色泽,有无出血、溃疡等,牙齿数目和龋齿数,咽部有无充血、水肿、溃疡等,扁桃体是否肿大。

6. 颈部

颈部是否软,有无畸形;甲状腺有无肿大,气管位置正常与否等。

7. 胸部

(1)注意胸廓有无畸形,双侧是否对称及运动情况。

(2)肺部查体。

①视诊:双侧呼吸动度是否正常,肋间隙有无增宽,呼吸是否规整。

②触诊:语颤有无增强及减弱,有无胸膜摩擦感、皮下捻发感。

③叩诊:注意肺部叩诊音是否正常(正常肺部叩诊音为清音,如出现浊音、实音、过清音或鼓音则为异常叩诊音)。

④听诊：双肺呼吸音是否正常（注意是否有异常呼吸音，呼吸音是否对称，是否有啰音、啰音是否固定），有无胸膜摩擦音。

（3）视、触、叩、听检查患儿心脏，包括心率、心律、心尖冲动位置、强度和范围，是否有心界异常、心音异常和异常杂音等。

8. 腹部

视诊腹部外形，观察有无肠型和蠕动波；触诊腹部是否柔软，有无压痛（注意观察患儿表情反应），有无肝脾肿大；听诊肠鸣音情况。

9. 脊柱、四肢、肛门和外生殖器

注意观察脊柱、四肢、肛门和外生殖器有无畸形。

10. 神经系统

观察患儿的神志、精神状态、面部表情、反应灵敏度等，检查神经反射是否存在，脑膜刺激征是否为阳性。

二、体格检查注意事项

（1）与患儿建立良好的关系。微笑，用表扬的语言鼓励患儿或用手轻轻抚摸患儿，也可用玩具逗患儿玩耍，以消除或减少患儿恐惧，取得患儿的信任和合作；同时观察患儿的精神状态、对外界的反应及智能情况。

（2）为增加患儿的安全感，检查时应尽量让患儿与家人在一起，婴幼儿可坐或躺在家长的怀里检查。检查者应顺应患儿的体位。

（3）检查的顺序可根据患儿当时的情况灵活掌握。安静时，先检查心肺听诊、心率、呼吸次数或腹部触诊等易受哭闹影响的项目。容易观察的部位随时查，如四肢、躯干、骨骼、全身浅表淋巴结等；对患儿有刺激、不易接受的部位最后检查，如口腔、咽部等，有疼痛的部位也应放在最后检查。

（4）检查时，检查者应态度和蔼，动作轻柔，双手及所用听诊器胸件要温暖。检查过程中既要全面仔细，又要注意保暖，不要过多暴露患儿身体部位，以免着凉。

（5）防止交叉感染。检查前后要清洁双手，使用一次性或消毒后的压舌板；检查者的工作衣和听诊器要勤消毒。

任务三

一、体格检查结果分析

患儿查体咽部中度充血，双侧扁桃体Ⅱ度肿大，提示上呼吸道感染。双肺呼吸音粗糙，可闻及中小水泡音，提示支气管肺炎。

二、实验室检查和辅助检查计划

根据患儿病史采集和体格检查结果，考虑支气管肺炎可能性大。为明确诊断，需要进行胸部 X 线检查、血常规、肺炎支原体抗体滴度、尿常规、粪便常规、肝功、肾功、心肌酶及电解质、心电图等检查,若需支气管镜检查,还需查血凝四项、术前四项。

任务四

白细胞 $8.2 \times 10^9/L$,正常;中性粒细胞 55.1%,升高;C 反应蛋白 0.5 mg/L,正常。肺炎支原体抗体滴度 1∶320,提示肺炎支原体感染。胸部正位片示胸廓对称、纵隔气管居中;双肺纹理增多、紊乱、模糊,沿肺纹理走行可见片絮状密度增高影;心影大小、形态正常;膈肌光整,肋膈角锐利。影像学诊断为支气管肺炎。

任务五

一、初步诊断

支气管肺炎(肺炎支原体感染)。

二、诊断依据

(1)学龄前儿童,急性起病。

(2)以发热、咳嗽、咳痰为主要临床表现。

(3)双肺呼吸音粗糙,可闻及中小水泡音。

(4)血常规:白细胞正常,中性粒细胞增高。

(5)肺炎支原体抗体滴度 1∶320。

(6)胸部 X 线正位片示胸廓对称、纵隔气管居中;双肺纹理增多、紊乱、模糊,沿肺纹理走行,可见片絮状密度增高影;心影大小、形态正常;膈肌光整,肋膈角锐利。

三、鉴别诊断

(1)病毒性肺炎:冬春季多见,有流行病史,同期多人发病,前驱症状可见上呼吸道感染,抗生素治疗无效,确诊有赖于病原学和血清学检查。

(2)细菌性肺炎:常突然起病,寒战、发热,早期干咳,渐有少量黏痰、脓性痰或典型的铁锈色痰,常有肺实变体征,血常规检查通常白细胞增高,以中性粒细胞增多为主,痰中可查到大量细菌,抗生素治疗有效。

(3)急性支气管炎:以咳嗽为主,一般无发热或仅有低热,肺部呼吸音粗糙或有不固定的干、湿啰音。婴幼儿全身症状较重,且因气道相对狭窄,易致呼吸困难。重症支气管炎有时与肺炎不易区分,应按肺炎处理。

(4)肺结核:婴幼儿活动性肺结核的症状及 X 线影像改变与支气管肺炎颇为相似,但肺部啰音常不明显。应根据结核接触史、结核菌素试验、X 线片、随访观察等加以鉴别。

任务六

一、治疗原则

采取综合治疗,控制炎症,改善通气功能,对症治疗,防止和治疗并发症。

二、治疗措施

(1)一般治疗及护理:保持室内空气清新,室温以18～20 ℃为宜,相对湿度60%。加强营养,摄食富含蛋白质和维生素的食物,少量多餐,重症不能进食者,可给予静脉营养。条件允许时,不同病原体患儿宜分室居住,以免交叉感染。

(2)抗感染治疗:肺炎支原体感染首选大环内酯类抗生素,如阿奇霉素、红霉素和罗红霉素。至少用药2～3周,以免复发。

(3)对症治疗:气道管理,保持呼吸道通畅,改善通气功能。及时清除患儿口鼻内分泌物,协助患儿转换体位,同时轻拍背部,促使痰液排出。雾化吸入有助于解除支气管痉挛和水肿。有缺氧表现者可用鼻前庭导管给氧,高热者可给予药物或物理降温。

(4)其他:胸部理疗有促进炎症消散的作用;胸腺肽为细胞免疫调节剂,并能增强抗生素的作用;维生素C等氧自由基清除剂有利于疾病康复。

【自我检测答案】

1.D　2.A　3.C

项目六 消化系统疾病任务解析与指导

【任务解析与指导】

任务一

发热是机体的一种防御反应,引起发热的原因很多,包括感染性疾病和非感染性疾病,其中感染性疾病是发热最常见的病因。小儿发热的病因复杂,诊断时应详细、准确采集病史,包括起病的缓急及可能的诱因和病因、热型、伴随症状、传染病接触史、预防接种史等。再结合患儿年龄、发病季节、体征和实验室检查结果进行综合分析。

呕吐、腹泻是小儿常见的消化系统症状,可见于消化系统疾病、中枢神经系统疾病、中毒等,消化道外的感染、喂养不当等亦可导致患儿出现呕吐、腹泻症状。诊断时应仔细询问病史,包括起病缓急、吐泻的次数、与饮食的关系、呕吐物的量和性状,大便的量和性状及有无伴随症状等,再结合患儿年龄、体征以及必要的实验室检查结果综合分析。

1. 现病史

(1)起病时间、起病缓急、可能的诱因或原因,如发病之前有无受凉、过度劳累、不洁饮食及接触有类似症状的患者等。

(2)主要症状出现的先后顺序及其特点:①发热,体温测量情况,体温波动有无规律,有无畏寒、寒战等;②呕吐的次数,呕吐物性状,有无特殊气味等;③大便次数、性状、气味等。

(3)患儿上述症状加重或缓解的影响因素,病情发展的趋势。

(4)有无其他伴随症状,是否观察到某些特殊行为。

(5)诊疗经过。

(6)患儿病后一般情况,如精神状态、吃奶或食欲、大小便、睡眠等有无改变。

2. 个人史

了解患儿出生史、喂养史(喂养方式,添加辅食的时间、品种及数量)、生长发育史、预防接种史、生活史。

3. 既往史、传染病接触史

详细了解患儿有无传染病接触史,询问患儿身边有无其他人有类似的症状,如有类似患者,应进一步询问其诊治经过。

任务二

1. 一般状况

观察患儿的营养发育情况、神志、对周围事物的反应等。

2. 一般测量

测量体温、呼吸、脉搏、血压、体重等。

3. 皮肤和皮下组织

观察皮肤颜色,有无皮疹,触摸皮肤温度、湿度、弹性和皮下组织的厚度,注意有无脱水。

4. 淋巴结

检查有无浅表淋巴结肿大。

5. 头部

观察头颅外形、测量头围,检查前囟、后囟及骨缝大小,有无凹陷或隆起,有无枕秃、颅骨软化等;有无特殊面容;眼、耳、鼻有无异常分泌物;口唇及口腔黏膜的色泽,有无出血、溃疡等,牙齿数目和龋齿数,咽部有无充血、水肿、溃疡等,扁桃体是否肿大。

6. 颈部

是否有颈软,有无畸形;甲状腺有无肿大,气管位置正常与否等。

7. 胸部

注意胸廓有无畸形,双侧是否对称及运动情况。通过视、触、叩、听检查患儿肺部,包括呼吸运动,叩诊音,是否有异常呼吸音或啰音等;视、触、叩、听检查患儿心脏,包括心率,心律,心尖冲动位置、强度和范围,是否有心界异常、心音异常和异常杂音等。

8. 腹部

视诊腹部外形,观察有无肠型和蠕动波;触诊腹部是否柔软,有无压痛(注意观察患儿表情反应),有无肝脾肿大;听诊肠鸣音情况。

9. 脊柱、四肢、肛门和外生殖器

注意观察脊柱、四肢、肛门和外生殖器有无畸形。

10. 神经系统

观察患儿的神志、精神状态、面部表情、反应灵敏度等,检查神经反射是否存在,脑膜刺激征是否为阳性。

任务三

一、体格检查结果分析

患儿体温38.5 ℃,为中等度热;脉搏142次/分(正常为110~130次/分),呼吸45次/分

（正常为30～40次/分），呼吸频率和脉搏增快与发热、脱水有关。急性病容常见于急性感染性疾病。皮肤干燥、弹性差，前囟稍凹陷，眼窝轻度凹陷等表现均提示中度脱水。精神萎靡可能与发热、急性感染、脱水、代谢性酸中毒有关。

二、实验室检查和辅助检查计划

综合病史采集和体格检查结果，患儿初步诊断为重型急性腹泻、等渗性脱水。为进一步明确腹泻病的病因、判定脱水性质及是否存在电解质紊乱和酸碱失衡，还需完善血常规、粪便常规、粪便培养、病毒抗原检测、血清电解质、动脉血气分析等检查。

任务四

血常规、粪便常规和粪便培养结果正常，提示侵袭性细菌以外的病因，如病毒、非侵袭性细菌感染或喂养不当引起的腹泻。结合患儿发病季节及其临床表现，考虑轮状病毒感染可能性大。血清钠133 mmol/L（低渗性脱水＜130 mmol/L，等渗性脱水为130～150 mmol/L，高渗性脱水＞150 mmol/L），提示等渗性脱水。动脉血气分析 HCO_3^- 17 mmol/L提示轻度代谢性酸中毒（轻度酸中毒为13～18 mmol/L，中度酸中毒为9～13 mmol/L，重度酸中毒＜9 mmol/L）。血清钾、血清钙正常。

任务五

一、初步诊断

（1）腹泻病（重型急性腹泻，轮状病毒肠炎）。

（2）等渗性脱水（中度）。

（3）代谢性酸中毒（轻度）。

二、诊断依据

1. 小儿腹泻病（重型急性腹泻，轮状病毒肠炎）

（1）婴儿，急性起病。

（2）秋季发病，为轮状病毒肠炎好发季节。

（3）患儿3天前无明显诱因始出现发热，体温最高39.1 ℃，继而出现呕吐、腹泻，每日呕吐3～5次，呕吐物为胃内容物，非喷射性，大便每日10余次，为黄色蛋花汤样，无黏液及脓血，无特殊腥臭味。

（4）血常规：白细胞 5.1×10^9/L；粪便检测未见红细胞、白细胞，粪便未培养出致病菌。

2. 等渗性脱水（中度）、代谢性酸中毒（轻度）

（1）精神萎靡。

（2）尿量明显减少。

（3）皮肤干燥，弹性差。

(4) 前囟稍凹陷、眼窝轻度凹陷。

(5) 心率、脉搏增快。

(6) 血清钠 133 mmol/L,动脉血气分析 HCO_3^- 17 mmol/L。

三、鉴别诊断

(1) 生理性腹泻:多见于 6 个月以内的婴儿,外观虚胖,常有湿疹。出生后不久即出现腹泻,除大便次数增多外,无其他症状,食欲好,不影响生长发育。添加辅食后,大便转为正常。本患儿的发病年龄、主要症状的特点均不支持该诊断。

(2) 细菌性痢疾:常有流行病学史,起病急,全身症状重,大便次数多,量少,有脓血便伴里急后重,粪便镜检有较多脓细胞、红细胞和吞噬细胞,粪便细菌培养有痢疾杆菌生长。本患儿无流行病学依据,粪便性状及检查结果均不支持该诊断。

(3) 坏死性肠炎:中毒症状较严重,腹痛、腹胀、频繁呕吐,高热,大便为黄色稀便或水样便,随后转为暗红色糊状,渐出现典型的赤豆汤样血便,有腐败腥臭味,常伴休克。腹部立位、卧位 X 线片呈小肠局限性充气扩张,肠间隙增宽,肠壁积气。根据本患儿表现,可排除该诊断。

任务六

一、治疗原则

调整饮食,预防和纠正脱水,合理用药,加强护理,预防并发症。

二、治疗措施

1. 饮食疗法

坚持继续喂养,以满足生理需要、补充疾病消耗、缩短恢复时间,但需根据疾病的状态、个体消化吸收功能及平时的饮食习惯合理调整饮食。如呕吐严重,可暂时禁食(不禁水)4~6 小时,病情好转后及早恢复喂养。本患儿考虑为病毒性肠炎,应加乳糖酶继续母乳喂养,随病情好转逐渐添加米汤、粥、面条等,直至正常饮食。腹泻停止后,逐渐恢复营养丰富的饮食,并每日加餐一次,持续 2 周。

2. 纠正水、电解质紊乱及酸碱失衡

(1) 静脉补液:该患儿为中度脱水,每日呕吐 3~5 次,不宜采用口服补液。若吐、泻缓解,可酌情减少补液量或改为口服补液。

(2) 原则:"三先"(先快后慢、先盐后糖、先浓后淡)、"两补"(见尿补钾、见惊补钙)。

(3) 基本方法:定量、定性、定速。

(4) 第 1 天的补液量:第 1 天的补液量 = 累积损失量 + 继续损失量 + 生理需要量。

定量:中度脱水为 120~150 mL/kg。

定性:等渗性脱水用 1/2 张含钠液,可选用 2:3:1 液。

定速:前 8～12 小时补完累积损失量,每小时 8～10 mL/kg;后 12～16 小时,每小时约 5 mL/kg。

纠正酸中毒:该患儿为轻度酸中毒,输液后即可纠正,无须另行处理。

补钾:输液后见尿即可开始补钾,静脉补钾浓度不应超过 0.3%,每日静脉补钾时间不应少于 8 小时,一般要持续 4～6 天。

(5)第 2 天及以后的补液量:第 2 天及以后的补液量 = 继续损失量 + 生理需要量。若病情好转可改为口服补液,若腹泻仍频繁或口服量不足者,仍需静脉补液。继续损失量用 1/3～1/2 张含钠液补充,生理需要量用 1/5～1/3 张含钠液补充。

2. 药物治疗

(1)控制感染:本患儿考虑轮状病毒感染可能性大,一般不用抗生素。

(2)微生态制剂:双歧杆菌等。

(3)黏膜保护剂:蒙脱石散。

(4)补锌治疗:给予锌元素 20 mg/d,疗程 10～14 天。

【自我检测答案】

1. D 2. E 3. D 4. A

项目七　心血管系统疾病任务解析与指导

【任务解析与指导】

任务一

患儿主诉为"发现心脏杂音2个月",首先考虑心血管系统疾病,而杂音又最常见于先天性心脏病。先天性心脏病是胎儿时期心脏及大血管发育异常而导致的先天畸形,是儿童最常见的心脏病。其常见类型首先为室间隔缺损,其次为房间隔缺损、动脉导管未闭。法洛四联症是最常见的发绀型先天性心脏病。如要进一步明确诊断,还需进行详细的问诊、体格检查、实验室检查和辅助检查来综合判断。具体问诊要点如下。

(1)何时发现心脏杂音。

(2)疾病治疗的情况:包括症状、体征、血液及生化学检查的变化等。症状体征主要侧重于舌、唇、甲床等是否出现发绀;有无活动耐力减低,患儿运动(走路/跑步)时是否与正常同龄儿相同,有无活动后气促及呼吸困难;生长发育情况,是否出现体重不增/生长发育落后;辅助检查主要侧重有无行心脏彩超检查。

(3)本次发病前的既往史及家族史。

(4)环境/传染病接触史及预防接种史。

(5)父母的健康状况。

任务二

体格检查是诊断疾病的重要步骤,通过视、触、叩、听可以获取支持或排除某种疾病的佐证。怀疑该患儿为先天性心脏病,以下着重介绍有关心血管疾病的查体。

一、一般检查

(1)全身状况:患儿的精神状态、对周围事物的反应、呼吸状态,评估其体格生长状况。

(2)面容:先天性心脏病合并不同综合征的患者约占8.5%,有些综合征伴有特殊面容。唐氏综合征(又称21-三体综合征)是在先天性心脏病中最常见的综合征,其面容特殊,可见眼裂小或眼距宽,两侧内侧角低,外侧角高,鼻梁低平,口唇宽大,经常伸舌等。

(3)皮肤:皮肤颜色(如红润、苍白或青紫)常提示心血管功能状态如何。

(4)脉搏:需注意脉搏频率、节律及强弱。

(5)颈部:观察颈动脉的搏动,颈动脉搏动强,多见于动脉导管未闭,而颈静脉搏动则反映右心功能。

(6)胸部:注意胸廓是否对称及胸廓运动情况。

(7)四肢:杵状指(趾)为动脉血氧长期不足的表现。

二、心脏检查

(1)视诊:注意心尖冲动的位置、范围及强烈程度。

(2)触诊:注意心尖冲动的位置、幅度、时限和范围等。

(3)叩诊:随着X线及超声的普遍应用,叩诊的价值已局限。

(4)听诊:听诊是心脏检查最重要的步骤。听诊时,年长患儿先取平卧位,然后取左侧卧位,再坐起听诊。听诊内容包括心率、心律、心音、额外心音、杂音等。

任务三

一、体格检查结果分析

患儿查体示心音有力,心率100次/分,律齐,胸骨左缘第3~4肋间可闻及3/6级收缩期杂音,P_2不亢进。根据杂音特点,提示室间隔缺损可能性大(见表7-1)。

表7-1 几种常见类型先心病的杂音特点

先心病类型	听诊部位	杂音特点
室间隔缺损	胸骨左缘3~4肋间	3/6~4/6级粗糙的全收缩期杂音,可向四周传导
房间隔缺损	胸骨左缘第2肋间	2/6~3/6级喷射性收缩期杂音
动脉导管未闭	胸骨左缘1~2肋间	连续性"机器"样杂音,占整个收缩期与舒张期,伴震颤
法洛四联症	胸骨左缘2~4肋间	2/6~3/6级粗糙喷射性收缩期杂音

二、实验室检查和辅助检查计划

综合病史采集和体格检查结果,患儿患先天性心脏病室间隔缺损可能性大,为明确诊断,需进行心电图、胸部X线正位片、心脏彩超、血常规、尿常规、粪便常规、肝功、肾功、心肌酶及电解质等检查。若需手术,还要完善血凝四项、输血前检查及血型检查等。

任务四

血常规正常,提示患儿目前无感染征象;肝功、肾功、心肌酶均在正常范围,可排除心肌损伤。胸部X线正位片示双肺野内中带纹理增多、粗乱、模糊,心影增大,两心缘饱满,心胸比率约为0.53,双膈面光滑,肋膈角锐利。双肺纹理增多,提示肺部循环血容量增加,心影增大,心胸比率增大,提示心脏扩大。心脏超声提示先天性心脏病室间隔缺损(嵴下型)。

任务五

一、初步诊断

先天性心脏病室间隔缺损（嵴下型）。

二、诊断依据

(1) 查体发现心脏杂音 2 个月，母孕期有"发热史"。

(2) 查体：心音有力，心率 100 次/分，律齐，胸骨左缘第 3~4 肋间可闻及 3/6 级收缩期杂音，P_2 不亢进。

(3) 辅助检查：胸部 X 线片示双肺野内中带纹理增多、粗乱、模糊、心影增大，两心缘饱满，心胸比率约为 0.53，双膈面光滑，肋膈角锐利。心脏彩超示左房左室内径增大，余房腔径正常，室间隔于大动脉短轴"10"点处回声连续中断呈管状漂向右室侧，中断处宽约 0.48 cm，右室侧宽约 0.29 cm，断端回声增强、粗糙，室壁运动增强。各瓣膜启闭正常，房间隔连续完好，左位主动脉弓。彩色多普勒血流成像显示室间隔中断，右室侧可探及收缩期高速射流，连续多普勒测最大跨隔压差 8 mmHg，峰速 4.5 m/s。提示：先天性心脏病室间隔缺损（嵴下型）。

三、鉴别诊断

(1) 房间隔缺损：房间隔缺损占先天性心脏病发病总数的 5%~10%，患者一般发育落后，乏力，活动后出现心悸、咳嗽、气短。晚期出现肺动脉高压时，口唇、甲床可见青紫，在胸骨左缘第 2 肋间可闻及 2/6~3/6 级喷射性收缩期杂音，无震颤，P_2 亢进，固定分裂。

(2) 动脉导管未闭：动脉导管未闭患者占先天性心脏病发病总数的 10%，导管粗大者可出现咳嗽、气急、喂养困难、体重不增、生长发育落后等表现，在胸骨左缘上方可闻及连续性机器样杂音，占整个收缩期与舒张期，常伴震颤，杂音向左锁骨下、颈部和背部传导。可出现周围血管体征，如水冲脉、股动脉枪击音和甲床毛细血管搏动等。

(3) 法洛四联症：法洛四联症是最常见的青紫型先天性心脏病，约占所有先天性心脏病的 12%。其由 4 种畸形组成，即右室流出道梗阻、室间隔缺损、主动脉骑跨和右心室肥厚。临床常表现为青紫、蹲踞、杵状指、阵发性缺氧发作等。心脏听诊胸骨左缘 2~4 肋间可闻及 2/6~3/6 级粗糙喷射性收缩期杂音，此为肺动脉狭窄所致，一般无收缩期震颤。

任务六

一、随访

室间隔缺损有自然闭合的可能，中小型缺损可先在门诊随访至学龄前期。

二、内科治疗

一般治疗及并发症的处理，如针对反复呼吸道感染和充血性心力衰竭等临床症状进行内科治疗。

三、手术治疗

1. 手术指征

①中大型缺损者;②有难以控制的充血性心力衰竭者;③肺动脉压力持续升高超过体循环压的1/2或肺循环、体循环血流量之比大于2∶1者;④年长儿合并主动脉瓣脱垂或反流者。

2. 手术方法

采用开胸体外循环下直视手术修补和介入治疗。

3. 介入治疗指征

(1)室间隔缺损直径:缺损左室面直径3~12 mm,患儿缺损直径一般≤10 mm。

(2)缺损缘距主动脉右冠瓣距离:偏心型封堵器>1.5 mm,对称型封堵器>2 mm。

(3)缺损缘距三尖瓣距离:偏心型封堵器≥2 mm,对称型封堵器>1.5 mm,同时无明显三尖瓣发育异常及中度以上三尖瓣反流。

(4)有外科手术适应证的室间隔缺损者。

(5)合并可以介入治疗的心血管畸形者。

(6)外科手术后残余漏。

(7)年龄大于3岁,体重大于10 kg者。

(8)轻到中度肺动脉高压而无右向左分流者。

该患儿4岁9个月,为学龄前儿童,体重18 kg,室间隔缺损为单纯嵴下型,缺损宽约0.48 cm,未合并肺动脉高压等,可采用介入治疗。

【自我检测答案】

1. C 2. C 3. C 4. B

项目八 血液系统疾病任务解析与指导

【任务解析与指导】

任务一

综合病史采集和体格检查结果，初步诊断该患儿为贫血。为进一步明确贫血的病因、分类、程度以及是否合并感染，还需完善血常规、网织红细胞、粪便培养、铁代谢、心电图等相关检查。

任务二

血液检查是贫血不可缺少的诊断方法，对大多数患儿可做出初步的判断。根据红细胞和血红蛋白量可判断有无贫血、贫血的程度及其细胞形态学分类，该患儿红细胞 3.9×10^{12}/L、血红蛋白 85 g/L，支持中度贫血（轻度贫血的血红蛋白量正常下限不低于 90 g/L；中度贫血的血红蛋白为 60~90 g/L；重度贫血的血红蛋白为 30~60 g/L；极重度贫血的血红蛋白 <30 g/L）；红细胞平均体积 61.6 fL，平均红细胞血红蛋白量 19.6 pg，平均红细胞血红蛋白浓度 303 g/L，均低于正常范围，为小细胞低色素性贫血；网织红细胞正常；血清铁降低，血清总铁结合力升高，转铁蛋白饱和度降低，均支持缺铁性贫血的诊断。

任务三

一、初步诊断

缺铁性贫血；上呼吸道感染。

二、诊断依据

1. 缺铁性贫血

（1）患儿，女，7个月，近1个月来发现面色较前苍白，大便次数增多，每日3~4次，黄色稀便。

（2）查体：体温 38.7 ℃，呼吸 34 次/分，脉搏 132 次/分，体重 7 kg，精神欠佳，呼吸稍促，皮肤黏膜略苍白，睑结膜略苍白，咽部轻度充血。胸廓对称，双肺呼吸音清，未闻及干、湿啰音，心率 132 次/分，律齐，心尖部可闻及 2/6 级柔和吹风样收缩期杂音。腹平软，肝肋下 1.5 cm。

（3）患儿为 35 周早产，出生体重 2.1 kg，6 个月时开始逐渐添加米粉、蛋黄、蔬菜汁、果汁、菜泥、肉泥等辅食,未额外补充维生素D和铁。曾查微量元素提示铁元素缺乏(具体不详)。

(4)血常规:白细胞5.31×10^9/L,红细胞3.9×10^{12}/L,血红蛋白85 g/L,平均红细胞体积61.6 fL,平均红细胞血红蛋白含量19.6 pg,平均红细胞血红蛋白浓度303 g/L,血小板321×10^9/L。网织红细胞0.01。粪便常规:黄色稀便,白细胞0~3/HP,潜血阴性。血液生化检验:血清铁6.5 μmol/L,血清总铁结合力为70.8 μmol/L,转铁蛋白饱和度6.8%。心电图示窦性心动过速。

2.上呼吸道感染

(1)患儿2天前无明显诱因开始出现发热,体温最高39.2 ℃,查体示体温38.7 ℃,呼吸34次/分,脉搏132次/分,体重7 kg,精神欠佳,呼吸稍促,皮肤黏膜略苍白,睑结膜略苍白,咽部轻度充血。

(2)血常规:白细胞5.31×10^9/L。

三、鉴别诊断

(1)失血性贫血:导致失血性贫血的原因很多,一般可分为急性失血与慢性失血。失血可呈潜在性或明显的出血,以前者为多见。如婴儿时期缺铁性贫血较多见,由于含铁的酶缺乏而导致肠黏膜渗血,从而加重贫血而形成恶性循环,造成慢性失血性贫血。以大量鲜牛乳喂养的婴儿,由于机体对牛乳中不耐热蛋白抗原过敏,而发生渗出性肠病和小细胞低色素性贫血。此外,婴儿与儿童时期肠道畸形(如肠息肉、麦克尔憩室、肠重复畸形、肠道钩虫病等)、肺含铁血黄素沉着症、肺出血-肾炎综合征也可造成失血性贫血。本病血象特点同缺铁性贫血,给予铁剂可得到暂时缓解,停用铁剂后贫血可复发。故遇到贫血较重、饮食条件好,又无明显的肠吸收功能紊乱的患儿,尤其是超过缺铁性贫血发病高峰年龄的患儿,应考虑慢性失血性贫血。该患儿不能排除此病,可进一步观察,必要时完善辅助检查以助诊治。

(2)营养性巨幼细胞性贫血:营养性巨幼细胞性贫血是由于维生素B_{12}或(和)叶酸缺乏所致的一种大细胞性贫血,外周血象呈大细胞性贫血。与该患儿不符,可以排除。

(3)急性白血病:白血病是造血组织中某一血细胞系统过度增生、浸润到各组织和器官,从而引起一系列临床表现的恶性血液病。以急性白血病多见,临床表现为发热、贫血、出血、肝脾淋巴结增大、骨关节疼痛等。外周白细胞和血红蛋白均减少,多呈正细胞正色素性贫血,网织红细胞大多较低,白细胞计数高低不一,血小板减少,血涂片可见原始细胞和幼稚细胞,骨髓细胞学检查可确诊。该患儿暂不支持此病。

任务四

一、治疗原则

去除病因,补铁。

1. 一般治疗

加强护理,保证休息和睡眠,避免感染;如伴感染,应积极控制。根据患儿消化能力,给予含铁丰富的高营养、高蛋白膳食,注意饮食的合理搭配,以增加铁的吸收。

2. 去除病因

正确喂养,适当多食用含铁丰富的食物,添加铁剂强化食品。

3. 铁剂治疗

首选口服铁剂,如硫酸亚铁、富马酸亚铁、琥珀酸亚铁等。如治疗效果满意,可待血红蛋白恢复正常后,再继续服用铁剂6~8周。

二、预防

(1)加强孕晚期营养,摄入富含铁的食物,可以采取口服铁剂1 mg/kg,每周1次,至哺乳期为止。

(2)提倡母乳喂养。

(3)做好喂养指导,无论是母乳喂养还是人工喂养的婴儿,均应及时添加含铁丰富且铁吸收率高的辅食,如肉、动物血、内脏、鱼等,并注意膳食搭配。

(4)婴幼儿食品(如谷类食品、奶类食品等)应加入铁剂。

(5)对早产儿,尤其是极低体重的早产儿,自出生2个月左右给予铁剂,预防贫血。

【自我检测答案】

1. B 2. A 3. C 4. D 5. D

项目九 泌尿系统疾病任务解析与指导

【任务解析与指导】

任务一

综合分析患儿病情,其患急性肾小球肾炎可能性较大。为进一步明确诊断并指导治疗,还需完善血常规、尿常规、C反应蛋白、肝功、肾功、血生化、补体、抗"O"、血沉、泌尿系B超等检查。

任务二

一、实验室检查和辅助检查结果分析

血常规检查示白细胞和中性粒细胞增高,结合 ASO 增高,提示链球菌感染;C反应蛋白正常;血沉增快;尿常规提示非肾小球源性肉眼血尿、白细胞增多;肝功检查示总蛋白和白蛋白降低。血清钾增高,血清钠、氯、钙、镁均正常;补体 C3 降低;心肌酶、血脂四项、乙肝五项均正常;双肾输尿管及膀胱 B 超无异常。

二、初步诊断

急性肾小球肾炎。

三、诊断依据

(1)男,6岁,肉眼血尿1周,伴发热和尿量减少,体温最高达38.3 ℃,2天前出现眼睑、面部及四肢水肿,伴乏力、懒动、鼻塞、流涕。患儿自发病以来,精神较差,饮食差。

(2)查体:体温36.5 ℃,呼吸22次/分,脉搏90次/分,血压101/75 mmHg,体重25 kg。神志清楚,精神不振,呼吸平稳。右颌下可触及数枚肿大淋巴结,大者 2 cm × 2 cm,质韧,活动度可,无破溃,无粘连及触痛。双眼睑水肿。鼻腔有分泌物,通气欠佳。咽部充血,双侧扁桃体Ⅰ度肿大。双肺呼吸音粗,心音有力,律齐,各瓣膜听诊区未闻及杂音。双肾区无叩痛,双下肢轻度水肿,指压痕阴性。

(3)辅助检查:尿常规:白细胞阳性(+),隐血阳性(+++),尿蛋白阴性,镜检红细胞 30~40/HP,呈非均一性,尿比重1.020,提示血尿。血沉 36 mm/h,增快。补体 C3 0.16 g/L,降低。ASO 277.6 U/mL,升高,提示链球菌感染。

四、鉴别诊断

(1)急进性肾炎:临床起病和尿改变同急性肾炎,该病伴有肾功能进行性恶化;血生化检查提示血清补体正常,ASO 可升高;肾病理改变可见新月体性肾炎。

（2）慢性肾炎急性发作:该病临床表现为链球菌感染可诱发,但前驱期短,呈凹陷性水肿,显著贫血,持续性高血压,氮质血症。尿改变以蛋白尿为主,尿比重低且固定在 1.010,血生化检查提示 BUN 升高,ASO 可升高。B 超肾脏体积缩小。

（3）病毒性肾炎:临床表现为病毒感染早期(1～5 天内)起病,症状轻,大多无水肿,少尿及高血压,尿改变以血尿为主,常有肉眼血尿,尿脱落细胞可找到包涵体,血清补体正常,有病毒感染证据。

（4）IgA 肾病:临床表现为多在上呼吸道感染后 24～48 小时出现血尿,表现为反复发作性肉眼血尿,多无水肿、高血压。尿改变以血尿为主,血清补体正常;肾病理改变:系膜增生性肾炎,IgA 系膜区沉积。

任务三

目前本病无特异治疗。

一、一般治疗

（1）休息:急性期需卧床 2～3 周,直到肉眼血尿消失,水肿减退,血压正常,即可下床做轻微活动。血沉正常可上学,但应避免重体力活动。尿检完全正常后,方可恢复体力活动。

（2）饮食管理:给予低盐饮食。急性期 1～2 周内,应控制食物中的氯化钠摄入量,每日 1～2 g/kg。

二、抗感染

有感染灶时,应给予青霉素类或其他敏感抗生素治疗 10～14 天。经常反复发生的慢性感染灶,如扁桃体炎、龋齿等应予以清除,但须在肾炎基本恢复后进行。

三、对症治疗

（1）利尿:经控制水、盐入量后仍水肿少尿者,可用氢氯噻嗪 1～2 mg/(kg·d),分 2 或 3 次口服。无效时需用呋塞米。

（2）降压:凡经休息,控制水、盐入量,利尿而血压仍高者,均应给予降压药。可根据病情选择钙通道阻滞剂(如硝苯地平)、血管紧张素转换酶抑制剂(ACEI)等。

四、其他

注意观察患儿病情变化,如出现严重循环充血,需给予呋塞米纠正水钠潴留,恢复正常血容量。有肺水肿表现者,除一般对症治疗外,可加用硝普钠。如出现高血压脑病,应给予降压、止痉、脱水、利尿。如出现急性肾功能衰竭,应注意保持水、电解质及酸碱平衡,防止并发症,争取时间等待肾功能恢复,必要时可进行透析治疗。

【自我检测答案】

1. B 2. C 3. B 4. B

项目十　神经系统疾病任务解析与指导

【任务解析与指导】

任务一

综合病史采集和体格检查结果，患儿初步诊断为化脓性脑膜炎。为确诊该病，需要进行脑脊液的检查，包括脑脊液常规、脑脊液生化、脑脊液细菌培养等；同时还应完善血常规、血沉、C反应蛋白、肝功、肾功、结核菌素等相关检查。为进一步确定病原菌，应行血培养或局部病灶分泌物培养，并进行相关影像学检查。

任务二

血常规示白细胞总数增多，并且以中性粒细胞为主，C反应蛋白、血沉均不同程度升高，提示患儿体内有感染。肝功、肾功、血培养、结核菌素结果均为阴性。脑脊液检查提示脑脊液外观混浊，似米汤样，白细胞总数明显增多，分类以中性粒细胞为主；蛋白显著增高，为 3.1 g/L（正常值为 0.2~0.4 g/L），同时糖含量明显降低，为 0.35 mmol/L（正常值为 2.8~4.5 mmol/L），均提示为化脓性脑膜炎。脑脊液培养发现肺炎链球菌，对头孢曲松、万古霉素敏感，对青霉素中度敏感，可指导抗生素用药。

任务三

一、初步诊断

化脓性脑膜炎。

二、诊断依据

（1）患儿存在发热，体温波动于 38.5~40 ℃，伴有非喷射性呕吐、精神反应差、嗜睡，曾出现抽搐 1 次。

（2）查体：精神反应差、嗜睡，面色略苍白，颈抵抗，布鲁辛斯基征阳性，克尼格征阴性，双侧巴宾斯基征阳性。

（3）实验室检查：血常规示白细胞 $15.2 \times 10^9/L$，中性粒细胞 64.5%，淋巴细胞 32.2%，红细胞 $3.90 \times 10^{12}/L$，血红蛋白 108g/L，血小板 $360 \times 10^9/L$。脑脊液检查：脑脊液外观混浊，白细胞 $1.26 \times 10^9/L$，多个核细胞占 85%；氯化物 106 mmol/L（降低），蛋白质定量 3.10 g/L（升高），葡萄糖定量 0.35 mmol/L（降低）。脑脊液培养见肺炎链球菌。

三、鉴别诊断

（1）病毒性脑炎：起病较急，一般感染中毒症状较化脓性脑膜炎轻。脑脊液外观清亮，白细胞总数在数百个以下，分类以淋巴细胞为主，蛋白质水平轻度增高或正常，糖和氯化物水平正常，细菌培养及涂片呈阴性。因该患儿感染中毒症状严重，且脑脊液化验结果与之不符，故可排除本病。

（2）结核性脑膜炎：多数起病缓慢（婴幼儿可急性起病），常有结核接触史及肺部等处的结核病灶，有结核中毒症状，结核菌素试验阳性。脑脊液外观呈毛玻璃样，白细胞总数 $<500×10^6/L$，分类以淋巴细胞为主，蛋白质水平增高，糖和氯化物水平降低。因该患儿起病急，病程短，卡疤阳性，无结核病接触史，脑脊液呈化脓性改变，故可排除本病。

（3）隐球菌性脑膜炎：临床表现及脑脊液改变与结核性脑膜炎相似，但病程进展可能缓慢，头痛等颅内压增高表现更持续且严重。该患儿起病急，病程短，脑脊液呈化脓性表现，故可排除此病。

（4）常见并发症：本病的常见并发症有硬脑膜下积液、脑室管膜炎和脑积水。

任务四

一、抗生素治疗

抗生素的用药原则为：早期、足量、联合、静脉和足疗程用药，选择对病原菌敏感、易透过血脑屏障，在脑脊液中能达到有效浓度的药物。患儿目前脑脊液培养发现肺炎链球菌，对头孢曲松敏感，故给予头孢曲松抗感染，疗程为10~14天。

二、肾上腺皮质激素应用

肾上腺皮质激素可减轻炎症反应及中毒症状，降低颅内压。在应用抗生素的同时，选用地塞米松0.6 mg/(kg·d)，分4次静脉注射，连用2~3天。

三、对症处理

（1）急性期严密监测生命体征，定期观察患儿意识、瞳孔和节律变化。

（2）降低颅内压：给予20%甘露醇，每次0.25~1 g/kg，每4~6小时1次，快速静脉注射。颅内压增高明显者，可加大用药剂量（每次≤2 g/kg），或同时给予呋塞米1~2 mg/kg，静脉注射。

（3）控制高热和惊厥：及时处理高热，给予物理降温，必要时进行药物降温。频繁惊厥会加重脑缺氧和水肿，甚至导致呼吸衰竭而死亡，因此应及时给予镇静药物，如地西泮、苯巴比妥、水合氯醛等。

（4）抢救休克或伴感染性休克患者时，应积极给予扩充血容量、纠正酸中毒及血管活性药物等治疗。

四、支持疗法

保证患儿充足热量,维持水、电解质和酸碱平衡。

【自我检测答案】

1. D 2. D 3. D

项目十一　心跳、呼吸骤停任务解析与指导

【任务解析与指导】
略。
【自我检测答案】
1. A　2. B　3. C

参考文献

1. 王卫平,孙琨,常立文.儿科学[M].9版.北京:人民卫生出版社,2018.
2. 万学红,卢雪峰.诊断学[M].9版.北京:人民卫生出版社,2018.
3. 林华伟.儿科学实训教程[M].西安:西安交通大学出版社,2016.
4. 国家卫生计生委.国家卫生计生委关于印发《国家基本公共卫生服务规范(第三版)》的通知[R].中华人民共和国国家卫生和计划生育委员会公报,2017(3):21.
5. 李翠华,林挺.儿童常见病毒性皮肤病——麻疹,手足口病,幼儿急疹[J].中国医学文摘(皮肤科学),2017,34(1):70-78.
6. 杨思源,陈树宝.儿童心脏病学[M].4版.北京:人民卫生出版社,2011.
7. 苏翠敏,张惠月,林利平.先天性心脏病非遗传性危险因素的病例对照研究[J].中国儿童保健杂志,2019,27(12):1296-1299.
8. 周艳,李熙鸿.2019年美国心脏协会儿童及新生儿心肺复苏与心血管急救指南更新解读[J].华西医学,2019,34(11):1227-1232.
9. 杨帅.海姆立克急救法[J].中华灾害救援医学,2019,7(8):468.